50 Herbs for Hair

डॉ मुकेश अग्रवाल

अनुक्रम

भूमिका

बाल हमारे व्यक्तित्व का आईना हैं – ये न केवल हमारी सुंदरता को निखारते हैं, बल्कि आत्मविश्वास को भी गहराई से प्रभावित करते हैं। लेकिन आज की भागदौड़ भरी जीवनशैली, तनाव, प्रदूषण, अनुचित आहार, और रसायनयुक्त उत्पादों ने बालों की प्राकृतिक शक्ति को क्षीण कर दिया है। परिणामस्वरूप – बालों का झड़ना, रूसी, समय से पहले सफेदी, गंजापन और कमजोर जड़ें आम समस्याएं बन चुकी हैं।

आयुर्वेद – यह प्राचीन चिकित्सा पद्धति – हमें प्रकृति की गोद से ऐसे अद्भुत पौधों और जड़ी-बूटियों की सौगात देती है, जो बालों को संपूर्ण पोषण, सुरक्षा और पुनरुत्थान प्रदान कर सकती हैं। हजारों वर्षों के अनुभव, शोध, और पारंपरिक ज्ञान का सार इन वनस्पतियों में छिपा है।

इस पुस्तक का उद्देश्य है उन 50 विशिष्ट और प्रभावशाली जड़ी-बूटियों को एक व्यवस्थित, वैज्ञानिक, और व्यवहारिक रूप में प्रस्तुत करना – जो न केवल बालों की समस्याओं का समाधान देती हैं, बल्कि उन्हें अंदर से मजबूत, घने, सुंदर और चमकदार बनाती हैं।

पुस्तक को पाँच भागों में बाँटा गया है:
भाग 1: बालों को पोषण देने वाली जड़ी-बूटियाँ
भाग 2: झड़ने और गंजेपन को रोकने वाली औषधियाँ
भाग 3: डैंड्रफ व स्कैल्प के लिए लाभकारी वनस्पतियाँ
भाग 4: बालों के रंग व चमक को प्राकृतिक रूप से संवारने वाली जड़ी-बूटियाँ

भाग 5: बालों की जड़ों को गहराई से मजबूत करने वाले पौधे
हर हर्ब के साथ आपको मिलेगा उसका आयुर्वेदिक परिचय, वैज्ञानिक विश्लेषण, उपयोग की विधियाँ, व्यक्तिगत अनुभव और आधुनिक

अनुसंधान का संक्षेप। यह पुस्तक न केवल एक गाइड है, बल्कि एक आंदोलन का हिस्सा है — Healthy Hair Movement — जिसके अंतर्गत हम हर व्यक्ति को प्राकृतिक बाल-स्वास्थ्य की ओर लौटने के लिए प्रेरित करना चाहते हैं।

आशा है कि यह पुस्तक आपके बालों की सुंदर यात्रा का मार्गदर्शक बनेगी और आप प्रकृति की इस अमूल्य शक्ति का पूर्ण लाभ उठा पाएंगे।

- डॉ. मुकेश अग्रवाल
संस्थापक, VHCA हेयर क्लिनिक

भाग 1
पोषण देने वाली जड़ी-बूटियाँ

आँवला

- वैज्ञानिक नाम: Emblica officinalis
- सामान्य नाम: आँवला, Indian Gooseberry
- उपयोगी भाग: फल (Fresh & Dry), बीज रहित सुखा चूर्ण

Ingredients (मुख्य घटक):

- विटामिन C (Ascorbic Acid)
- टैनिन्स (Tannins)
- फ्लावोनॉइड्स
- गैलिक एसिड (Gallic Acid)
- एलाजिक एसिड (Ellagic Acid)
- आयरन, कैल्शियम, फॉस्फोरस
- पेक्टिन, फाइबर

श्लोक

"आमलकं रसायानं त्रिदोषघ्नं बलप्रदम्।
दीपनीं पाचनं रुच्यं वातघ्नं शुक्रवर्धनम्॥"
(भावप्रकाश निघण्टु)

भावार्थ:
आंवला त्रिदोष नाशक, बल देने वाला, पाचन को ठीक करने वाला और शुक्र धातु को बढ़ाने वाला श्रेष्ठ रसायन है।

आयुर्वेदिक उपयोग (Ayurvedic Uses):

- रसायन (Rejuvenator)
- नेत्र्य (Eye tonic)
- दाहशामक (Reduces burning sensation)
- दीपन-पाचन (Enhances digestion)
- वात-पित्त-कफ नाशक

- वर्ण्य (Enhances skin and hair complexion)

बालों में लाभ (Benefits for Hair):

- बालों की जड़ों को पोषण देता है: विटामिन c कोलेजन को सक्रिय करता है जो जड़ों को मज़बूती देता है।
- झड़ने से रोकता है: एंटीऑक्सिडेंट्स और टैनिन्स बालों की उम्र बढ़ाते हैं।
- समय से पहले सफेदी रोकता है: मेलेनिन के निर्माण को संतुलित करता है।
- रूसी एवं खुजली में राहत: स्कैल्प को ठंडक और शुद्धता प्रदान करता है।

उपयोग विधियाँ (How to Use):

- आँवला तेल: आँवला चूर्ण को नारियल या तिल के तेल में उबालकर सिर पर लगाएं।
- आँवला रस: प्रतिदिन सुबह 10-15 ml रस खाली पेट पिएं।
- हेयर पैक: आँवला + ब्राह्मी + मेथी पाउडर को दही में मिलाकर 30 मिनट बालों में लगाएं।
- धोने हेतु पानी: सूखा आँवला रात को भिगो दें, सुबह उस पानी से सिर धोएं।

मेरा अनुभव (Dr. Mukesh Aggarwal's Experience):

"VHCA Hair Clinic में हमने जब भी किसी बाल झड़ने या सफेदी की समस्या में आँवला को नियमित रूप से डाइट और बाहरी उपचार में शामिल किया, तो 4-6 हफ्तों में अद्भुत सुधार देखा गया। यह वास्तव में एक 'हर्बल सुपरफूड' है।"

ब्राह्मी

- वैज्ञानिक नाम: Bacopa monnieri
- सामान्य नाम: ब्राह्मी, Jalneem, Water Hyssop
- उपयोगी भाग: सम्पूर्ण पौधा (मुख्यतः पत्तियाँ)

Ingredients (मुख्य घटक):

- बाकोसाइड A और B (Bacosides)
- सैपोनिन्स (Saponins)
- एल्कालॉइड्स
- फ्लावोनॉइड्स
- गामा-एमिनोब्युटेरिक एसिड (GABA)
- विटामिन C, B-कॉम्प्लेक्स

श्लोक

"मेद्यां ब्राह्मी स्मृतिवर्धिनीं च,
बलप्रदां रक्तपित्तप्रशान्तिकाम्।"
(भावप्रकाश निघण्टु)

भावार्थ:

ब्राह्मी बुद्धि, स्मृति व बल को बढ़ाने वाली, रक्तपित्त (ब्लीडिंग डिसऑर्डर) को शांत करने वाली अद्भुत औषधि है।

आयुर्वेदिक उपयोग (Ayurvedic Uses):

- मेद्य रसायन (Brain Tonic)
- तनाव नाशक (Stress Reliever)
- अनिद्रा नाशक (Treats Insomnia)
- सिर में जलन और गर्मी शमन
- बालों और त्वचा के लिए उपयोगी

बालों में लाभ (Benefits for Hair):

- तनाव-जनित झड़ने को रोकती है: मानसिक तनाव कम करके बालों के गिरने पर नियंत्रण।
- बालों की ग्रोथ को प्रोत्साहित करती है: ब्लड सर्कुलेशन को बढ़ावा देती है।
- डैंड्रफ व खुजली में लाभकारी।
- बालों को लंबा, घना और मजबूत बनाने में सहायक।

उपयोग विधियाँ (How to Use):

- ब्राह्मी तेल: ब्राह्मी पत्तियों का अर्क नारियल या तिल के तेल में पकाकर सिर पर लगाएं।
- हेयर मास्क: ब्राह्मी चूर्ण + दही या एलोवेरा जेल मिलाकर 20-30 मिनट सिर पर लगाएं।
- ब्राह्मी रस: 10 ml रस सुबह-शाम पिएं (डॉक्टर की सलाह अनुसार)।
- ब्राह्मी सिरप या घृत: मानसिक तनाव वाले रोगियों को बालों के साथ-साथ संपूर्ण स्वास्थ्य लाभ हेतु।

अन्य सुझाव (Other Tips):

- ब्राह्मी को शंखपुष्पी या अश्वगंधा के साथ मिलाकर प्रयोग करने से तनाव व बाल दोनों पर असर तेज होता है।
- बालों की मसाज ब्राह्मी तेल से करने के बाद गुनगुने पानी से सिर धोना श्रेष्ठ माना गया है।

मेरा अनुभव (Dr. Mukesh Aggarwal's Experience):

"मैंने ब्राह्मी का उपयोग विशेष रूप से उन केसों में किया है जहां बाल झड़ना मानसिक तनाव या नींद की कमी से हो रहा था। VHCA Hair Clinic में ब्राह्मी आधारित तेल और कैप्सूल ने सैकड़ों लोगों को राहत दी है।"

करी पत्ता

- वैज्ञानिक नाम: Murraya koenigii
- सामान्य नाम: करी पत्ता, मीठा नीम, कढ़ी पत्ता
- उपयोगी भाग: पत्तियाँ

Ingredients (मुख्य घटक):

- कैरोजोल (Carbazole Alkaloids – मुर्रायनिन, मुर्रायानोल)
- विटामिन A, B, C, और E
- आयरन, कैल्शियम, फॉस्फोरस
- फाइबर और फ्लावोनॉइड्स

श्लोक

"निम्बपत्रं तु कटु तिक्तं, दोषत्रयं जयेत् सदा।"
(चरक संहिता – संशोधित रूप)

भावार्थ

निम्ब कुल की पत्तियाँ (जैसे करी पत्ता) कड़वी-तीखी होती हैं और त्रिदोष का शमन करती हैं।

आयुर्वेदिक उपयोग (Ayurvedic Uses):

- त्रिदोष शामक (वात, पित्त, कफ संतुलित करती है)
- रक्त शुद्धिकरण में सहायक
- नेत्र व बाल स्वास्थ्यवर्धक
- पाचन सुधारक, एंटीऑक्सीडेंट, एंटीबैक्टीरियल

बालों में लाभ (Benefits for Hair):

- सफेद बालों को काला करने में सहायक।
- बालों की ग्रोथ को तेज करता है।

- बालों की जड़ों को मजबूत करता है।
- स्कैल्प में ब्लड सर्कुलेशन को बढ़ाता है।
- डैंड्रफ को नियंत्रित करता है।

उपयोग विधियाँ (How to Use):

- करी पत्ता हेयर ऑइल: तिल या नारियल के तेल में करी पत्तों को पकाकर सिर पर मालिश करें।
- पाउडर बनाकर उपयोग: सूखे करी पत्तों का पाउडर दही या एलोवेरा जेल के साथ मिलाकर मास्क लगाएं।
- डाइट में सेवन: खाली पेट 5-10 ताज़े पत्ते चबाना लाभकारी होता है।
- जूस या काढ़ा: करी पत्ता का जूस या काढ़ा नियमित सेवन से बालों में चमक आती है।

अन्य सुझाव (Other Tips):

- करी पत्ते को मेथी या आंवला के साथ मिलाकर उपयोग करने से परिणाम अधिक प्रभावशाली होते हैं।
- हेयर ऑइल को हफ्ते में कम से कम 2 बार ज़रूर प्रयोग करें।

मेरा अनुभव (Dr. Mukesh Aggarwal's Experience):

"VHCA Hair Clinic में हमने देखा है कि सफेद बालों की शुरुआती अवस्था में करी पत्ता आधारित उपचार से प्राकृतिक रंग लौटता है। विशेषकर युवाओं में यह काफी असरदार है। मैंने इसे आंवला और नारियल तेल के साथ मिलाकर विशेष औषधीय तेलों में प्रयोग किया है।"

एलोवेरा

- वैज्ञानिक नाम: Aloe barbadensis miller
- सामान्य नाम: एलोवेरा, घृतकुमारी, घीकुवाँर
- उपयोगी भाग: गूदा (Pulp या Gel)

Ingredients (मुख्य घटक):

- विटामिन A, C, E, B12
- फोलिक एसिड, कोलीन
- सैलिसिलिक एसिड (प्राकृतिक एंटी-इंफ्लेमेटरी)
- एंजाइम्स (अलियास, ब्रैडीकिनेस)
- मिनरल्स – कैल्शियम, मैग्नीशियम, जिंक

श्लोक

"कुमारी तिक्तोष्णा स्निग्धा, पित्तश्लेष्मविनाशिनी।
कुष्ठगुल्मारुचिदाहज्वरशूलविनाशिनी।।"
(भावप्रकाश निघण्टु)

भावार्थ:

कुमारी (एलोवेरा) तिक्त, उष्ण और स्निग्ध होती है, जो पित्त व कफ दोष को दूर करती है और कई रोगों में लाभकारी है।

आयुर्वेदिक उपयोग (Ayurvedic Uses):

- रक्तशुद्धि, पाचन सुधार, यकृत (लिवर) विकारों में सहायक
- त्वचा और बालों के लिए उत्तग
- वात-पित्त-कफ संतुलक
- प्रतिरक्षा शक्ति बढ़ाने वाला

बालों में लाभ (Benefits for Hair):

- स्कैल्प को डीटॉक्स करता है और रोमछिद्रों को साफ करता है
- बालों की ग्रोथ को उत्तेजित करता है

- डैंड्रफ और खुजली में अत्यधिक लाभकारी
- बालों में नमी बनाए रखता है
- रूखे और बेजान बालों को चमकदार बनाता है

उपयोग विधियाँ (How to Use):

- एलोवेरा जेल सीधे स्कैल्प पर लगाएँ, 30 मिनट बाद धो लें
- एलोवेरा + आंवला + ब्राह्मी मास्क: सप्ताह में 1 बार
- एलोवेरा ऑइल: एलोवेरा पल्प को नारियल तेल में पकाकर तेल तैयार करें
- खुराक के रूप में: सुबह खाली पेट 1-2 चम्मच एलोवेरा जूस (VHCA के प्रमाणित ब्रांड से)

अन्य सुझाव (Other Tips):

- ताजे एलोवेरा का उपयोग सबसे प्रभावी होता है
- एलोवेरा जेल को आर्गन या जोजोबा ऑइल के साथ मिलाकर इस्तेमाल करने से पोषण और अधिक बढ़ता है
- एलोवेरा को दही के साथ मिलाकर लगाने से ठंडक और कंडिशनिंग दोनों मिलती है

मेरा अनुभव (Dr. Mukesh Aggarwal's Experience):

"मैंने VHCA Hair Clinic में सैकड़ों मरीजों को एलोवेरा जेल, मास्क और ऑइल के रूप में उपयोग करने की सलाह दी है। डैंड्रफ, स्कैल्प एलर्जी, और बाल झड़ने की समस्याओं में एलोवेरा चमत्कारी साबित हुआ है। व्यक्तिगत रूप से मैंने एलोवेरा को 'स्कैल्प का शांतिदूत' नाम दिया है।"

अश्वगंधा

- वैज्ञानिक नाम: Withania somnifera
- सामान्य नाम: अश्वगंधा, विंटर चेरी, इंडियन जिनसेंग
- उपयोगी भाग: मूल (Root), पत्तियाँ

Ingredients (मुख्य घटक):

- विथेनोलाइड्स (Withanolides)
- एल्कलॉइड्स
- आयरन
- सैपोनिन्स
- अमीनो एसिड
- स्टेरॉइडल लैक्टोन्स

श्लोक

"बल्या वृष्या कषायोष्णा तिक्ता मधुरा लघु स्निग्धा।
शोथकृच्छ्रारुचिकासायस्नायुवातहरा स्मृता।"
(भावप्रकाश निघण्टु)

भावार्थ:
अश्वगंधा बल, वीर्य और स्मरण शक्ति बढ़ाने वाली, वातनाशक, शोथनाशक, और शक्तिवर्धक होती है।

आयुर्वेदिक उपयोग (Ayurvedic Uses):
- तनाव व चिंता दूर करने वाली सर्वश्रेष्ठ रसायन
- मस्तिष्क की कार्यक्षमता बढ़ाने वाली
- शारीरिक दुर्बलता, थकान, व आयुर्वर्धक औषधि
- निद्राजनक और हार्मोन संतुलक

बालों में लाभ (Benefits for Hair):

- तनावजनित बाल झड़ने को रोकती है

- हार्मोनल असंतुलन को संतुलित करती है, जिससे बालों की ग्रोथ सुधरती है
- स्कैल्प में रक्तसंचार बढ़ाती है
- एंटीऑक्सीडेंट गुणों से बालों को समय से पहले सफेद होने से रोकती है
- बालों की जड़ें मज़बूत करती है अंदर से पोषण देकर

उपयोग विधियाँ (How to Use):

- आंतरिक सेवन: 3-5 ग्राम अश्वगंधा चूर्ण को गर्म दूध के साथ रात को लें
- अश्वगंधा तेल: अश्वगंधा की जड़ों को तिल के तेल में पकाकर तेल तैयार करें और स्कैल्प पर मसाज करें
- बाल मास्क: अश्वगंधा चूर्ण + आंवला + एलोवेरा जेल मिलाकर मास्क बनाएं
- VHCA द्वारा निर्मित अश्वगंधा कैप्सूल या सिरप भी लाभदायक

अन्य सुझाव (Other Tips):

- थायरॉइड की समस्या वाले व्यक्ति चिकित्सक से परामर्श लें
- रात्रि में सेवन से नींद में सुधार होता है, जो बालों की सेहत के लिए आवश्यक है
- धैर्यपूर्वक नियमित प्रयोग आवश्यक – 8–12 सप्ताह में प्रभाव दिखता है

मेरा अनुभव (Dr. Mukesh Aggarwal's Experience):

"मैंने VHCA Hair Clinic में जब तनावजन्य हेयर फॉल के केसों में अश्वगंधा को शामिल किया, तब परिणाम चमत्कारी थे। एक केस में, एक 28 वर्षीय महिला जिनके बाल तेजी से गिर रहे थे, मात्र 3 महीनों में अश्वगंधा सेवन और तेल प्रयोग से बालों में स्पष्ट वृद्धि देखी गई। अश्वगंधा वास्तव में भीतर से शक्ति और बाहर से सुंदरता देता है।"

गुडूची

- वैज्ञानिक नाम: Tinospora cordifolia
- सामान्य नाम: गुडूची, गिलोय, अमृता
- उपयोगी भाग: तना (Stem), पत्तियाँ

मुख्य घटक (Ingredients):

- अल्कलॉइड्स (Berberine, Tinosporine)
- ग्लाइकोसाइड्स
- स्टेरॉइड्स
- टैनिन्स
- सैपोनिन्स
- एंटीऑक्सीडेंट यौगिक

श्लोक

"गुडूची कटुका तिक्ता रसायाऽमृता।
दीपनी बलवर्ण्या च दोषत्रय विनाशिनी॥"
(भावप्रकाश निघण्टु)

भावार्थ:

गुडूची कटु और तिक्त होती है, रसायन, अग्निदीपक, बलदायक, वर्णवर्धक और त्रिदोषनाशक है।

आयुर्वेदिक उपयोग (Ayurvedic Uses):

- प्रतिरोधक शक्ति बढ़ाना (Immunity Booster)
- पाचन सुधारना
- ज्वर, डेंगू, मलेरिया आदि में सहायक
- त्वचा व रक्त विकारों का शमन
- शुक्रधातु व ओज की वृद्धि

बालों में लाभ (Benefits for Hair):

- रक्त को शुद्ध करता है, जिससे स्कैल्प स्वस्थ रहता है
- टॉक्सिन्स को बाहर निकालता है, जिससे बाल झड़ने की जड़ पर प्रभाव पड़ता है
- इम्युनिटी बढ़ाकर बालों को बीमारियों से बचाता है
- फंगल और स्कैल्प इंफेक्शन में लाभकारी
- तनाव और हार्मोनल इम्बैलेंस को संतुलित करने में सहायक

उपयोग विधियाँ (How to Use):

- आंतरिक सेवन: 2–4 चम्मच गिलोय का रस प्रतिदिन सुबह खाली पेट
- काढ़ा: गिलोय के तने को तुलसी और हल्दी के साथ उबालकर काढ़ा लें
- बालों के लिए मास्क: गुड़ूची चूर्ण + एलोवेरा जेल मिलाकर स्कैल्प पर लगाएं
- VHCA Giloy Capsules या Tablets: चिकित्सकीय निगरानी में नियमित सेवन करें

अन्य सुझाव (Other Tips):

- गिलोय का नियमित सेवन बालों की इम्युनिटी बढ़ाता है
- ऑटोइम्यून डिसऑर्डर वाले लोग डॉक्टर से सलाह लें
- स्कैल्प पर गुड़ूची मिश्रण लगाने से खुजली और फंगल संक्रमण में राहत मिलती है

मेरा अनुभव (Dr. Mukesh Aggarwal's Experience):

"गुड़ूची को आयुर्वेद में 'अमृता' कहा गया है – यह केवल रोगों को नहीं रोकता, यह शरीर में अंदर से सौंदर्य भी जाग्रत करता है। VHCA क्लिनिक में मैंने ऐसे कई मरीज देखे हैं जिनके बाल इम्युनिटी कमजोर होने की वजह से झड़ते थे। गिलोय के उपयोग से बालों में नई जान आ गई।"

बहेड़ा

- वैज्ञानिक नाम: Terminalia bellirica
- सामान्य नाम: बहेड़ा, विभीतक
- उपयोगी भाग: फल (Dried Fruit)

मुख्य घटक (Ingredients):

- टैनिन्स (Gallotannin, Ellagitannin)
- ग्लाइकोसाइड्स
- बीटा-सिटोस्टेरॉल
- गैलिक एसिड
- एलेजिक एसिड
- फाइटोस्टेरोल्स

श्लोक

"त्रिफला नाम त्रिविधा सा, हरीतकी बिभीतका।
आमलकी च त्रिष्वेषु श्रेष्ठा रोगनाशिनी॥"
(चरक संहिता)

भावार्थ:

त्रिफला की तीन जड़ी-बूटियाँ हैं – हरड़, बहेड़ा और आंवला। यह त्रिकालदर्शी औषधियाँ सभी रोगों का नाश करती हैं।

आयुर्वेदिक उपयोग (Ayurvedic Uses):

- त्रिफला का मुख्य घटक – पाचन सुधारक
- नेत्र रोगों में उपयोगी
- श्वसन तंत्र को मज़बूती देने वाला
- कफहर, ज्वरनाशक और रक्तशुद्धिकारी
- एंटी-बैक्टीरियल व एंटी-वायरल गुणों से भरपूर

बालों में लाभ (Benefits for Hair):

* स्कैल्प को विषमुक्त करता है
* बालों की जड़ों को मज़बूती प्रदान करता है
* डैंड्रफ और खुजली में लाभकारी
* त्वचा व स्कैल्प पर सूजन को शांत करता है
* बालों के झड़ने और समय से पहले सफेद होने में उपयोगी

उपयोग विधियाँ (How to Use):

* त्रिफला चूर्ण (बहेड़ा+आंवला+हरड़): रात को भिगोकर सुबह बालों में लगाएं
* बाल धोने के लिए: बहेड़ा चूर्ण और रीठा मिलाकर पानी में उबालकर बाल धोएं
* बालों का मास्क: बहेड़ा चूर्ण + एलोवेरा जेल मिलाकर स्कैल्प पर लगाएं
* VHCA Trifla Capsules/Tablets: चिकित्सकीय परामर्श से सेवन करें

अन्य सुझाव (Other Tips):

त्रिफला सेवन से आंतरिक सफाई होती है जिससे बाल स्वस्थ रहते हैं
बहेड़ा का तेल स्कैल्प पर लगाने से बाल मजबूत होते हैं
हेयर पैक के रूप में बहेड़ा का प्रयोग बालों को कोमल और चमकदार बनाता है

मेरा अनुभव (Dr. Mukesh Aggarwal's Experience):

"बहेड़ा को मैं 'बालों का बूस्टर' मानता हूँ। जिन मरीजों को लंबे समय से डैंड्रफ और बाल झड़ने की समस्या थी, उन्हें जब त्रिफला (विशेषकर बहेड़ा प्रधान फॉर्मूलेशन) दिया गया, तो बालों में नई जान दिखाई दी। VHCA क्लिनिक में हम बहेड़ा के औषधीय लाभों का उपयोग कई तरह के कस्टम हेयर पाउडर और तेल में करते हैं।"

मेथी

- वैज्ञानिक नाम: Trigonella foenum-graecum
- सामान्य नाम: मेथी, Fenugreek
- उपयोगी भाग: बीज (Seeds), पत्तियाँ

मुख्य घटक (Ingredients):

- प्रोटीन
- लैक्टोन (Diosgenin)
- निकोटिनिक एसिड
- फाइबर
- लिसीथिन
- फ्लेवोनॉयड्स
- विटामिन C, B6, और आयरन

श्लोक

"मेथिका वातकृच्छ्रेषु हितां स्निग्धां सरां गुरुं।
पुष्टिदां बालवृद्धीनां दोषशुद्धिकरीं पराम्॥"

भावार्थ:

मेथी वात विकारों में हितकारी, स्निग्ध, गुरु, पुष्टिकर, बाल विकास में सहायक तथा दोषों का शोधन करने वाली होती है।

आयुर्वेदिक उपयोग (Ayurvedic Uses):

- वात-कफ नाशक
- पाचन में सुधार
- शारीरिक दुर्बलता में लाभकारी
- स्तनों में दूध की वृद्धि के लिए प्रसिद्ध
- शुगर नियंत्रण में सहायक

बालों में लाभ (Benefits for Hair):

- बालों की जड़ों को मज़बूती देता है

- डैंड्रफ को दूर करता है और स्कैल्प की सूजन कम करता है
- बालों में प्राकृतिक चमक लाता है
- बालों की ग्रोथ को बढ़ावा देता है
- हेयर फॉल को रोकता है और स्प्लिट एंड्स से बचाता है

उपयोग विधियाँ (How to Use):

- भीगी हुई मेथी: रातभर पानी में भिगोकर पीस लें, पेस्ट बनाकर स्कैल्प पर लगाएँ
- मेथी तेल: नारियल तेल में मेथी बीज गर्म करें और छानकर लगाएँ
- मेथी+दही मास्क: स्कैल्प को ठंडक और बालों को प्रोटीन पोषण

VHCA Hair Mask & Oil: मेथी आधारित विशेष फॉर्मूलेशन

- बाल धोने से पहले मेथी पेस्ट लगाने से बाल कम झड़ते हैं
- सप्ताह में 2 बार मेथी तेल लगाने से स्कैल्प में ब्लड सर्कुलेशन बेहतर होता है
- मेथी का आंतरिक सेवन (चूर्ण या भिगोए बीज) बालों को अंदर से पोषण देता है

मेरा अनुभव (Dr. Mukesh Aggarwal's Experience):

"मेथी को मैं 'बालों का खाद' कहता हूँ। यह हर प्रकार के बालों पर काम करती है – पतले, ड्राई, टूटते, कमजोर। VHCA क्लिनिक में हम मेथी के बीजों से तेल और मास्क तैयार करते हैं जो खासकर महिलाओं में अत्यधिक हेयर फॉल को नियंत्रित करते हैं। कई केस स्टडी में मैंने पाया कि सिर्फ 21 दिन की मेथी थेरेपी से बालों में अद्भुत परिवर्तन होता है।"

हरड़

- वैज्ञानिक नाम: Terminalia chebula
- सामान्य नाम: हरड़, हरितकी, Myrobalan
- उपयोगी भाग: फल (Fruit)

मुख्य घटक (Ingredients):

- टैनिन्स (Tannins)
- चेबुलिनिक एसिड (Chebulinic acid)
- गैलिक एसिड (Gallic acid)
- फ्लेवोनॉयड्स
- एल्कलॉइड्स
- विटामिन C

श्लोक

"हरितकी हेमवर्णा वायसा भिन्नवर्णिनी।
रसायनी बुद्धिदा च चक्षुष्याऽग्निदीपनी॥"

भावार्थ:

हरड़ स्वर्णवर्ण की होती है, रसायन (पुनर्जीवक) गुणों से युक्त, बुद्धि बढ़ाने वाली, नेत्रों के लिए लाभकारी तथा अग्निदीपक होती है।

आयुर्वेदिक उपयोग (Ayurvedic Uses):

- त्रिदोष शामक (Vata, Pitta, Kapha)
- रसायन (Rejuvenator)
- कब्ज निवारक
- रोग प्रतिरोधक क्षमता बढ़ाने वाली
- स्मरणशक्ति और पाचन सुधारने वाली

बालों में लाभ (Benefits for Hair):

- स्कैल्प की अशुद्धियाँ दूर करता है और डिटॉक्स करता है

- बालों की ग्रोथ को प्राकृतिक रूप से प्रोत्साहित करता है
- रूसी, खुजली और स्कैल्प संक्रमण से राहत देता है
- बालों को समय से पहले सफेद होने से रोकता है
- ब्लड सर्कुलेशन को बढ़ाकर जड़ों को मजबूत करता है

उपयोग विधियाँ (How to Use):

- हरड़ चूर्ण: सप्ताह में 2-3 बार रात को सोने से पहले एक चुटकी चूर्ण गर्म पानी के साथ
- हरड़ का लेप: हरड़ चूर्ण + दही मिलाकर पेस्ट बनाएं और स्कैल्प पर लगाएं
- हरड़ तेल: हरड़ के टुकड़े नारियल या तिल के तेल में पकाकर छान लें
- त्रिफला हेयर मास्क (हरड़+बहेड़ा+आंवला): बालों की पूरी देखभाल के लिए श्रेष्ठ

अन्य सुझाव (Other Tips):

- हरड़ का नियमित सेवन आंतरिक शुद्धि करता है, जिससे बाल स्वस्थ रहते हैं
- त्रिफला के रूप में उपयोग से संपूर्ण हेयर केयर संभव है
- अधिक गर्म तासीर वालों को इसका सेवन ठंडी चीजों के साथ करना चाहिए

मेरा अनुभव (Dr. Mukesh Aggarwal's Experience):

"हरड़ को मैं 'बालों का सफाईकर्मी' मानता हूँ। बालों की जितनी समस्याएँ स्कैल्प की गंदगी और टॉक्सिन्स से जुड़ी हैं, हरड़ उन्हें अंदर-बाहर से साफ कर देती है। VHCA के अनेक हेयर डिटॉक्स प्रोग्राम में हरड़ प्रमुख घटक रही है। एक बार एक मरीज को सिर्फ हरड़ आधारित तेल और पेस्ट से स्कैल्प एलर्जी से राहत मिली – बिना किसी स्टेरॉयड या एंटीबायोटिक के।"

यष्टिमधु

- वैज्ञानिक नाम: Glycyrrhiza glabra
- सामान्य नाम: यष्टिमधु, मुलैठी, Licorice
- उपयोगी भाग: जड़ (Root)

मुख्य घटक (Ingredients):

- ग्लायसीराइज़िन (Glycyrrhizin)
- फ्लेवोनॉयड्स
- ग्लायसिन (Glycine)
- लिक्विरीटिन
- एस्पारजिन
- विटामिन B और E

श्लोक

"मधुरं तिक्तमोष्णं च यष्ट्या मधु सदा स्मृतम्।
कंठ्यं वर्ण्यं रसायनं बल्यं मेध्यं च दीपनी॥"

भावार्थ:

यष्टिमधु मधुर और कंठ्य (स्वर सुधारी), वर्ण्य (त्वचा और रंगत सुधारक), रसायन (पुनर्योजक), बल्य (शक्ति देने वाला), और मेध्य (मस्तिष्क के लिए उत्तम) होती है।

आयुर्वेदिक उपयोग (Ayurvedic Uses):

- गले की समस्याओं में
- पाचन तंत्र सुधारने में
- त्वचा रोगों में
- प्रतिरोधक क्षमता बढ़ाने में
- मानसिक शांति और बल में

बालों में लाभ (Benefits for Hair):

- स्कैल्प की सूजन, खुजली और संक्रमण में लाभकारी
- हॉर्मोनल असंतुलन से हो रहे बाल झड़ने में सहायक
- बालों को मुलायम, घना और चमकदार बनाता है
- एंड्रोजन संबंधित बाल झड़ने (androgenic alopecia) में विशेष उपयोगी

उपयोग विधियाँ (How to Use):

- यष्टिमधु चूर्ण: एक चम्मच चूर्ण को गर्म पानी/दूध के साथ सुबह सेवन करें
- हेयर मास्क: यष्टिमधु चूर्ण + एलोवेरा जेल + गुलाब जल मिलाकर स्कैल्प पर लगाएं
- तेल: यष्टिमधु पाउडर को नारियल तेल में उबालकर छानें और सिर पर मालिश करें
- डेकोक्शन (काढ़ा): बालों की ग्रोथ के लिए आंतरिक रूप से उपयोगी

अन्य सुझाव (Other Tips)

- एलोवेरा या ब्राह्मी के साथ उपयोग करने से इसका असर दोगुना होता है
- सोने से पहले एक चुटकी पाउडर लेने से तनावजन्य बाल झड़ना कम हो सकता है

मेरा अनुभव (Dr. Mukesh Aggarwal's Experience):

"VHCA Hair Clinic में हमने यष्टिमधु को कई ऐसे मरीजों के लिए उपयोग किया जिनके बाल हॉर्मोनल बदलाव के कारण झड़ रहे थे – खासकर महिलाओं में। इसका सबसे बड़ा लाभ यह रहा कि यह बालों को पोषण देने के साथ-साथ मानसिक तनाव भी कम करता है, जो बालों के लिए बहुत जरूरी है। एक केस में, एक महिला डॉक्टर ने यष्टिमधु आधारित सिरप और तेल से तीन महीनों में बालों की घनता पुनः प्राप्त की।"

भाग 2

बाल झड़ने और गंजेपन को रोकने वाली जड़ी-बूटियाँ

भृंगराज

- वैज्ञानिक नाम: Eclipta alba / Eclipta prostrata
- सामान्य नाम: भृंगराज, कांगनी, False Daisy
- उपयोगी भाग: पत्तियाँ और पूरा पौधा

मुख्य घटक (Ingredients):

- एक्लिप्टिन (Ecliptin)
- वेदेलोलैक्टोन (Wedelolactone)
- लुइटोलिन (Luteolin)
- फ्लेवोनॉयड्स
- आयरन, कैल्शियम, विटामिन E

श्लोक

"केश्यं बल्यं रसायनं वृष्यं तिक्तं कषायनुत।
भृंगराजं शुभं ग्राह्यं केशलोमविवर्धनम्॥"

भावार्थ:

भृंगराज केशों के लिए हितकारी, बलवर्धक, रसायन, वृष्य (वीर्यवर्धक),
और बालों की वृद्धि करने वाला होता है।

आयुर्वेदिक उपयोग (Ayurvedic Uses):

- केश वृद्धि हेतु
- यकृत (लीवर) विकारों में

त्वचा रोगों में

- नींद और मानसिक शांति के लिए
- रक्तशोधन में सहायक

बालों में लाभ (Benefits for Hair):

- बालों को उगाने में अत्यंत प्रभावी – Hair Regrowth Tonic
- बालों का असमय सफेद होना रोकता है
- बालों को काला, घना और मजबूत बनाता है
- स्कैल्प को ठंडक और पोषण देता है
- डैंड्रफ और खुजली को खत्म करता है
- गंजेपन (Alopecia) में उपयोगी

उपयोग विधियाँ (How to Use):

- भृंगराज तेल: भृंगराज के पत्तों को नारियल या तिल के तेल में पकाकर सिर पर मालिश करें
- ताजा रस: ताजे पत्तों का रस निकालकर बालों की जड़ों में लगाएं
- हेयर मास्क: भृंगराज पाउडर + दही मिलाकर स्कैल्प पर लगाएं
- डेकोक्शन: आंतरिक रूप से लिवर डिटॉक्स के लिए उपयोग करें

अन्य सुझाव (Other Tips):

- भृंगराज को ब्राह्मी और आंवला के साथ मिलाकर प्रभाव और बढ़ जाता है
- रात में तेल लगाकर सुबह धोने से सर्वोत्तम परिणाम मिलते हैं
- इसका नियमित उपयोग बालों का गिरना स्थायी रूप से रोक सकता है

मेरा अनुभव (Dr. Mukesh Aggarwal's Experience):

"VHCA Hair Clinic में बाल झड़ने और गंजेपन के मामलों में भृंगराज को कई फॉर्म्स में उपयोग किया गया है – तेल, सिरप, और मास्क के रूप में। एक पुरुष मरीज, 35 वर्ष, जिनके सिर के ऊपरी हिस्से में बाल लगभग नहीं थे, उन्हें भृंगराज आधारित ऑइल और टैबलेट दी गई। चार महीने में उनका स्कैल्प भर गया। हमने उनके केस को एक केस स्टडी में भी शामिल किया है।"

जटामांसी

- वैज्ञानिक नाम: Nardostachys jatamansi
- सामान्य नाम: जटामांसी, स्पाइकनार्ड, मुश्कबाला
- उपयोगी भाग: जड़ (Rhizome)

मुख्य घटक (Ingredients):

- जटामांसीन (Jatamansone)
- कलामसिन
- वालेरियनिक एसिड
- टैनिन्स
- एसेंशियल ऑयल्स
- एंटीऑक्सिडेंट्स

श्लोक

"जटामांसी तु केश्यं च मन:प्रसादकारकम्।
निद्राजनकं बल्यं च त्रिदोषघ्नं विशेषतः॥"

भावार्थ:
जटामांसी बालों के लिए हितकारी, मानसिक प्रसन्नता देने वाली, निद्रा लाने वाली और त्रिदोषों को संतुलित करने वाली औषधि है।

आयुर्वेदिक उपयोग (Ayurvedic Uses):

- अनिद्रा, तनाव और मानसिक थकान में
- स्मृति वर्धन और ध्यान केंद्रित करने के लिए
- तंत्रिका तंत्र को शांत करने के लिए
- रक्त शुद्धि व त्वचा रोगों में
- हृदय और यकृत के लिए बल्य

बालों में लाभ (Benefits for Hair):

- तनाव से होने वाले बाल झड़ने में विशेष उपयोगी
- बालों की जड़ें मज़बूत करता है
- स्कैल्प में रक्त संचार बढ़ाता है
- बालों की प्राकृतिक काली रंगत बनाए रखता है
- डैंड्रफ और खुजली को शांत करता है
- नए बाल उगाने में सहायक

उपयोग विधियाँ (How to Use):

- जटामांसी तेल: इसकी जड़ों का अर्क नारियल या तिल के तेल में मिलाकर सिर में मालिश करें
- जटामांसी पाउडर: इसे ब्राह्मी या आंवला पाउडर के साथ मिलाकर हेयर मास्क बनाएं
- आंतरिक सेवन: टैबलेट या सिरप के रूप में प्रयोग करें (विशेषज्ञ की सलाह से)
- स्नान जल में: कुछ बूंदें एसेंशियल ऑयल के रूप में स्नान जल में डालें

अन्य सुझाव (Other Tips):

- इसे शाम को लगाने से नींद भी बेहतर होती है
- मानसिक तनाव वाले पेशेंट्स के लिए अत्यंत प्रभावी
- बालों की उम्र बढ़ाने वाली औषधि मानी जाती है

मेरा अनुभव (Dr. Mukesh Aggarwal's Experience):

"एक बार मेरे पास एक 28 वर्षीय महिला आई जो तनाव के कारण अत्यधिक बाल झड़ने से परेशान थी। हमने उसे जटामांसी आधारित तेल, पाउडर और आयुर्वेदिक सिरप दिया। दो महीने के नियमित उपयोग के बाद बालों की मात्रा बढ़ गई और साथ ही उसकी नींद व मानसिक स्थिति में भी सुधार हुआ।"

नागरमोथा

- वैज्ञानिक नाम: Cyperus rotundus
- सामान्य नाम: नागरमोथा, मुस्तक, Nutgrass, Purple nutsedge
- उपयोगी भाग: कंद (Rhizome/Root)

मुख्य घटक (Ingredients):
- सायपेरिन (Cyperin)
- एसेंशियल ऑयल्स
- सायपेरोल (Cyperol)
- फ्लावोनॉइड्स
- टैनिन्स
- सिट्रल (Citral)

श्लोक
"मुस्तकं तिक्तमोष्णं च दीपनीयं कषायकम्।
केश्यं रक्तहरं कण्ठ्यं वातकफहरं हितम्॥"

भावार्थ:
मुस्तक (नागरमोथा) स्वाद में तिक्त, पचने में तीव्र, रक्तशोधक, बालों के लिए लाभकारी, और वात-कफ शामक है।

आयुर्वेदिक उपयोग (Ayurvedic Uses):

- पाचन शक्ति बढ़ाने में
- त्वचा रोगों के उपचार में
- शरीर से विषैले तत्वों को निकालने में
- स्त्रियों के मासिक धर्म विकारों में
- मोटापा घटाने में सहायक
- बुखार, सिर दर्द, और ज्वर में उपयोगी
- बालों में लाभ (Benefits for Hair):
- स्कैल्प को Detox करता है – Toxin Removal

- डैंड्रफ को जड़ से खत्म करता है
- बालों का झड़ना कम करता है और मजबूती बढ़ाता है
- स्कैल्प की सूजन और खुजली को शांत करता है
- ब्लड सर्कुलेशन को सुधार कर बालों की ग्रोथ में मदद करता है
- बालों में चमक और घनत्व लाता है

उपयोग विधियाँ (How to Use):

- नागरमोथा तेल: कंद को पीसकर नारियल या तिल के तेल में पकाकर सिर पर मालिश करें
- हेयर मास्क: नागरमोथा पाउडर + एलोवेरा जेल + गुलाब जल मिलाकर स्कैल्प पर लगाएं
- काढ़ा (डेकोक्शन): शरीर को डिटॉक्स करने के लिए आंतरिक सेवन (विशेषज्ञ की सलाह से)
- स्नान पाउडर: नागरमोथा, चंदन और मुल्तानी मिट्टी मिलाकर स्कैल्प धोने में

अन्य सुझाव (Other Tips):

- नियमित उपयोग से बालों में प्राकृतिक खुशबू आती है
- स्कैल्प में रक्तसंचार बढ़ाता है, जिससे बालों की जड़ों को पोषण मिलता है
- इसे आंवला और ब्राह्मी के साथ मिलाकर और भी प्रभावी बनाया जा सकता है

मेरा अनुभव (Dr. Mukesh Aggarwal's Experience):

"एक केस में 22 वर्षीय पुरुष को लगातार डैंड्रफ और खुजली की शिकायत थी। हमने नागरमोथा और नीम का संयुक्त पाउडर, एक विशेष तेल और शुद्धिकरण सिरप दिया। 3 हफ्तों में स्कैल्प की स्थिति बिल्कुल बदल गई। बाल झड़ने बंद हो गए और स्कैल्प साफ दिखने लगा।"

मुलैठी

- वैज्ञानिक नाम: Glycyrrhiza glabra
- सामान्य नाम: मुलैठी, यष्टिमधु, Liquorice, Sweetwood
- उपयोगी भाग: जड़ (Root)

मुख्य घटक (Ingredients):

- ग्लाइसीराइज़िन (Glycyrrhizin)
- फ्लेवोनोइड्स
- ग्लैब्रिडिन
- लिक्विरीटिन
- टैनिन्स
- फाइटोएस्ट्रोजेन्स
- विटामिन B और E

श्लोक

"यष्ट्याः मधुरया तिक्तया शीतलया रसायनी।
केश्यं बल्यं त्रिदोषघ्नं त्वच्यं वृष्यं बृंहनं हितम्॥"

भावार्थ:

मुलैठी मधुर, शीतल, त्रिदोषनाशक, केशवर्धक, त्वचा के लिए हितकारी, बल देने वाली और ओजवर्धक है।

आयुर्वेदिक उपयोग (Ayurvedic Uses):

- गले के रोगों में लाभकारी
- रोग प्रतिरोधक क्षमता में वृद्धि
- अम्लपित्त (Acidity) में शमनकारी
- त्वचा विकारों में उपयोगी
- वाणी को मधुर बनाने में सहायक
- सूजन, अल्सर और संक्रमण में लाभदायक

बालों में लाभ (Benefits for Hair):

- स्कैल्प की सूजन और संक्रमण को कम करता है
- बालों की जड़ों को पोषण देता है
- डैंड्रफ को नियंत्रित करता है
- समय से पहले सफेद होने से रोकता है
- बालों को मुलायम और चमकदार बनाता है
- तनाव से होने वाले बाल झड़ने को कम करता है

उपयोग विधियाँ (How to Use):

- मुलैठी हेयर मास्क: मुलैठी पाउडर को दूध या एलोवेरा जेल में मिलाकर स्कैल्प पर लगाएं
- मुलैठी तेल: तिल या नारियल तेल में मुलैठी पकाकर स्कैल्प में मालिश करें
- त्रिफला-मुलैठी मिश्रण: आंतरिक सेवन हेतु त्रिफला के साथ मुलैठी लेने से बालों को भीतर से पोषण मिलता है
- मुलैठी काढ़ा: त्वचा व बालों के लिए रक्तशुद्धि हेतु मुलैठी का काढ़ा पियें

अन्य सुझाव (Other Tips):

- स्कैल्प इंफेक्शन या एलर्जी के मामलों में मुलैठी बहुत प्रभावी रहती है
- अत्यधिक उपयोग से पित्त बढ़ सकता है, संतुलित मात्रा में ही प्रयोग करें

मेरा अनुभव (Dr. Mukesh Aggarwal's Experience):

"एक 40 वर्षीय महिला को स्कैल्प में जलन और बालों का तेजी से झड़ना हो रहा था। हमने मुलैठी का तेल और मुलैठी-त्रिफला का मिश्रण शुरू करवाया। 3 हफ्तों में ही बाल झड़ना 60% तक कम हो गया और स्कैल्प की सूजन खत्म हो गई।"

कलौंजी

- वैज्ञानिक नाम: Nigella sativa
- सामान्य नाम: कलौंजी, काला जीरा, Black Seed, Black Cumin
- उपयोगी भाग: बीज (Seeds), तेल (Oil)

मुख्य घटक (Ingredients):

- थायमोकिनोन (Thymoquinone)
- नाइजलोन (Nigellone)
- विटामिन B1, B2, B3
- ओमेगा-3 और ओमेगा-6 फैटी एसिड
- कैल्शियम, आयरन, पोटेशियम, जिंक
- अल्कलॉइड्स और सैपोनिन

श्लोक

"कृष्णाजीरे तिक्तोष्णं कटु पाचनदीपनम्।
कफवातहरं बल्यं केश्यं चाग्निवर्धनम्॥"

भावार्थ:

कलौंजी स्वाद में तिक्त व कटु है, पाचन में लाभकारी, कफ-वात का शमन करती है, बल देती है और केशों के लिए उपयोगी है।

आयुर्वेदिक उपयोग (Ayurvedic Uses):

- रोग प्रतिरोधक क्षमता बढ़ाने में
- श्वसन तंत्र के रोगों में
- मधुमेह नियंत्रण में
- त्वचा विकारों में
- जोड़ों के दर्द व सूजन में
- स्मरणशक्ति व मानसिक बल बढ़ाने में

बालों में लाभ (Benefits for Hair):

- हेयर फॉल और गंजेपन में चमत्कारी
- डैंड्रफ को जड़ से हटाता है
- स्कैल्प को पोषण और रक्त संचार में वृद्धि
- बालों की जड़ों को मजबूत बनाता है
- समय से पहले सफेद होने से रोकता है
- बालों को घना, काला और चमकदार बनाता है

उपयोग विधियाँ (How to Use):

- कलौंजी तेल: कलौंजी बीज को नारियल या जैतून के तेल में पकाकर इस्तेमाल करें
- कलौंजी-अनियन मिक्स: कलौंजी तेल में प्याज रस मिलाकर स्कैल्प पर मालिश करें
- कलौंजी हेयर मास्क: कलौंजी पाउडर को दही या एलोवेरा जेल में मिलाकर लगाएं
- अंदरूनी सेवन: प्रतिदिन सुबह 1/2 चम्मच कलौंजी शहद के साथ लेने से बालों की जड़ें भीतर से मजबूत होती हैं

अन्य सुझाव (Other Tips):

- कलौंजी का तेल ब्राह्मी, आँवला या भृंगराज तेल के साथ मिलाकर प्रयोग करने से दोगुना लाभ मिलता है

मेरा अनुभव (Dr. Mukesh Aggarwal's Experience):

"एक 28 वर्षीय पुरुष को पैचेज़ में बाल झड़ने की समस्या थी। हमने उसे कलौंजी तेल और प्याज रस का मिश्रण स्कैल्प पर लगाने को कहा। मात्र 4 हफ्तों में नई बालों की ग्रोथ शुरू हो गई और 3 महीनों में बाल पहले जैसे हो गए।"

भूमि आँवला

- वैज्ञानिक नाम: Phyllanthus niruri
- सामान्य नाम: भूमि आँवला, चिरुपाला, Bhumi Amalaki, Stonebreaker
- उपयोगी भाग: सम्पूर्ण पौधा (Whole plant)

मुख्य घटक (Ingredients):

- लिग्निन (Lignans)
- फ्लावोनॉइड्स (Flavonoids)
- टैनिन्स (Tannins)
- सैपोनिन्स (Saponins)
- फाइलैंथिन (Phyllanthin)
- हाइपोफिलैंथिन (Hypophyllanthin)
- आयरन, पोटेशियम, विटामिन C

श्लोक

"भूम्यामलकी तिक्तोष्णा पित्तकफविनाशिनी।
यकृत्प्लीहहरा दीपा रुच्यं हृद्यं रसायनी॥"

भावार्थ:

भूमि आँवला तिक्त व उष्ण होती है, पित्त और कफ का नाश करती है, लीवर की रक्षा करती है, भूख बढ़ाती है, हृदय के लिए हितकारी और कायाकल्पकारी है।

आयुर्वेदिक उपयोग (Ayurvedic Uses):

- यकृत (लीवर) के रोगों में
- पीलिया (Jaundice) और हेपेटाइटिस में
- पाचन तंत्र सुधारने में
- त्वचा रोगों में
- मधुमेह में

- मूत्र विकारों और पथरी में

बालों में लाभ (Benefits for Hair):

- बाल झड़ने को जड़ से रोकता है
- स्कैल्प को शुद्ध करता है और सूजन कम करता है
- लीवर डिटॉक्स कर बालों की अंदरूनी सेहत सुधारता है
- समय से पहले सफेदी को रोकने में सहायक
- डैंड्रफ और खुजली को कम करता है
- बालों की ग्रोथ को प्राकृतिक रूप से बढ़ाता है

उपयोग विधियाँ (How to Use):

- भूमि आँवला रस: 1-2 चम्मच रोज सुबह खाली पेट
- हेयर मास्क: भूमि आँवला पाउडर को एलोवेरा या दही के साथ मिलाकर स्कैल्प पर लगाएं
- तेल निर्माण: भूमि आँवला को नारियल या तिल के तेल में पकाकर तैयार तेल स्कैल्प में लगाएं
- काढ़ा: 5-10 ग्राम चूर्ण को पानी में उबालकर पीने से बालों की जड़ों को पोषण मिलता है

अन्य सुझाव (Other Tips):

- भूमि आँवला को आँवला और गिलोय के साथ मिलाकर सेवन करने से बालों की गुणवत्ता और इम्यूनिटी दोनों में सुधार होता है
- हेपेटाइटिस या लीवर संबंधी समस्याओं में इसका नियमित उपयोग बालों की समस्याओं को भी हल करता है

मेरा अनुभव (Dr. Mukesh Aggarwal's Experience):
"एक 35 वर्षीय महिला को क्रॉनिक हेपेटाइटिस B के कारण बाल तेजी से झड़ रहे थे। हमने भूमि आँवला रस सुबह खाली पेट और उसका तेल रात को लगाने की सलाह दी। 2 महीने में बाल झड़ना पूरी तरह बंद हुआ और नए बाल उगने लगे।"

अशोक छाल

- वैज्ञानिक नाम: Saraca asoca
- सामान्य नाम: अशोक, अशोक वृक्ष
- उपयोगी भाग: छाल (Bark), फूल

मुख्य घटक (Ingredients):
- टैनिन्स (Tannins)
- सैपोनिन्स (Saponins)
- फ्लावोनॉइड्स (Flavonoids)
- कैल्शियम, आयरन, गैलिक एसिड
- सैरोसिन (Saracin)

श्लोक
"अशोकस्तिक्तः कषायोष्णो ग्राही शूलविनाशनः।
स्त्रीरोगेषु प्रशस्तश्च रक्तपित्तहरः शुभः॥"

भावार्थ:
अशोक तिक्त, कषाय, उष्ण, शूलनाशक, स्त्री रोगों में उपयोगी, रक्तपित्त शामक और स्वास्थ्य के लिए उत्तम है।

आयुर्वेदिक उपयोग (Ayurvedic Uses):

- स्त्री रोगों में (Menstrual disorders, leucorrhoea)
- रक्तस्राव में
- गर्भाशय टॉनिक के रूप में
- एंटी-इंफ्लेमेटरी एवं दर्द निवारक
- त्वचा रोगों में
- वात-कफ दोष निवारक

बालों में लाभ (Benefits for Hair):

- हार्मोनल असंतुलन को सुधारकर बाल झड़ने को रोकता है

- पीरियड्स या PCOD/PCOS के कारण होने वाले हेयर लॉस में लाभकारी
- स्कैल्प में ब्लड सर्कुलेशन बढ़ाकर बालों की जड़ों को मजबूत करता है
- आयरन और मिनरल्स से बालों में चमक और मजबूती आती है
- इन्फ्लेमेशन कम कर स्कैल्प को शांत करता है

उपयोग विधियाँ (How to Use):

- अशोक छाल का काढ़ा: 1 चम्मच छाल पाउडर को 2 कप पानी में उबालें, आधा रह जाने पर छानकर पिएं – विशेषकर महिलाओं के लिए
- हेयर पैक: अशोक छाल पाउडर को दही और ब्राह्मी के साथ मिलाकर स्कैल्प पर लगाएं
- तेल निर्माण: नारियल तेल में अशोक छाल उबालकर तैयार तेल बालों की जड़ों में लगाएं
- डाइट में शामिल करें: अशोक अर्क या टॉनिक आयुर्वेदिक चिकित्सक की सलाह से लें

अन्य सुझाव (Other Tips):

- महिलाओं में बाल झड़ने का एक बड़ा कारण हार्मोनल बदलाव होते हैं, अशोक इसमें विशेष लाभकारी है
- इसे नियमित रूप से काढ़े या अर्क के रूप में लेने से बालों की ग्रोथ में सुधार देखा गया है
- बालों की गुणवत्ता बढ़ाने के लिए इसे ब्राह्मी, शतावरी और लोहत भस्म के साथ उपयोग करें

मेरा अनुभव (Dr. Mukesh Aggarwal's Experience):

"एक 28 वर्षीय युवती को PCOD के कारण अत्यधिक बाल झड़ रहे थे। अशोक की छाल का काढ़ा और अशोक-आंवला तेल के प्रयोग से 3 महीनों में बालों की सेहत में चमत्कारी सुधार हुआ। हार्मोन भी संतुलित हुए।"

अर्जुन छाल

- वैज्ञानिक नाम: Terminalia arjuna
- सामान्य नाम: अर्जुन, अर्जुन वृक्ष
- उपयोगी भाग: छाल (Bark)

मुख्य घटक (Ingredients):

- टैनिन्स (Tannins)
- फ्लावोनॉइड्स (Flavonoids)
- सैपोनिन्स (Saponins)
- कैल्शियम, मैग्नीशियम
- कोएंज़ाइम Q10 जैसे तत्व

श्लोक

"कषायो मधुरस्तिक्तो शीतलः पित्तकफापहः।
हृदयारोग्यकृत् प्रोक्तो बल्यः शोकविनाशनः॥"

भावार्थ:

अर्जुन कषाय रसयुक्त, शीतल, पित्त-कफ को शांत करने वाला, हृदय के लिए हितकारी, बलवर्धक और मानसिक शांति प्रदान करने वाला होता है।

आयुर्वेदिक उपयोग (Ayurvedic Uses):

- हृदय रोगों में (Heart tonic)
- रक्तचाप नियंत्रण
- कोलेस्ट्रॉल घटाने में
- हड्डियों की मजबूती
- त्वचा रोगों में
- रक्तविकार और सूजन में उपयोगी

बालों में लाभ (Benefits for Hair):

- बालों की जड़ों को मज़बूत करता है
- स्कैल्प में ब्लड सर्कुलेशन को बढ़ाता है
- ऑक्सीडेटिव स्ट्रेस को कम कर समय से पहले बाल सफेद होने से रोकता है
- सूजन या एलर्जी से स्कैल्प को सुरक्षित करता है
- हेयर फॉल को रोकता है और नई ग्रोथ को प्रोत्साहित करता है

उपयोग विधियाँ (How to Use):

- काढ़ा: अर्जुन छाल को पानी में उबालकर काढ़ा तैयार करें और आंतरिक सेवन करें (हृदय और रक्त प्रवाह सुधारने हेतु)
- हेयर वॉश: अर्जुन छाल पाउडर को पानी में उबालकर ठंडा करें और बाल धोने के लिए उपयोग करें
- तेल: नारियल तेल में अर्जुन छाल उबालकर विशेष हेयर टॉनिक तैयार करें
- हेयर पैक: अर्जुन छाल + भृंगराज + नीम पाउडर मिलाकर स्कैल्प पर लगाएँ

अन्य सुझाव (Other Tips):

- उच्च रक्तचाप या तनाव के कारण हो रहे हेयर फॉल में अर्जुन विशेष लाभकारी है
- इसे रोज़ काढ़े या कैप्सूल रूप में लेने से त्वचा और बालों पर प्राकृतिक चमक आती है

मेरा अनुभव (Dr. Mukesh Aggarwal's Experience):

"एक पुरुष रोगी को हाई बीपी और बाल झड़ने की समस्या थी। अर्जुन छाल के सेवन और हेयर पैक से 6 सप्ताह में बाल गिरना 70% तक कम हुआ। मानसिक तनाव भी कम हुआ। यह जड़ी-बूटी भीतर और बाहर दोनों जगह काम करती है।"

सॉ पालमेटो

- वैज्ञानिक नाम: Serenoa repens
- सामान्य नाम: सॉ पालमेटो, साबल ताड़
- उपयोगी भाग: फल (Berries)

मुख्य घटक (Ingredients):

- फैटी एसिड्स (Fatty Acids)
- फाइटोस्टेरॉल्स (Phytosterols)
- फ्लावोनॉइड्स
- पॉलिसैकराइड्स
- विटामिन E, A

सॉ पालमेटो भारत में पारंपरिक आयुर्वेदिक ग्रंथों में वर्णित नहीं है, लेकिन आधुनिक आयुर्वेदिक चिकित्सा में इसका समावेश हो चुका है।

आधुनिक आयुर्वेदिक उपयोग (Modern Ayurvedic Uses):

- पुरुषों में DHT (Dihydrotestosterone) हार्मोन के स्तर को संतुलित करता है
- प्रोस्टेट स्वास्थ्य में सहायक
- हॉर्मोनिल असंतुलन से होने वाले गंजेपन में उपयोगी
- पुरुषों और महिलाओं दोनों में हेयर लॉस रोकने में कारगर

बालों में लाभ (Benefits for Hair):

- एंड्रोजेनिक एलोपेसिया (Hormonal Baldness) में उपयोगी
- DHT के निर्माण को रोककर बालों की जड़ें बचाता है
- बालों का झड़ना धीरे-धीरे कम करता है
- बालों की ग्रोथ साइकल को उत्तेजित करता है

- पतले होते बालों को मोटा बनाता है

उपयोग विधियाँ (How to Use):

- कैप्सूल/टेबलेट फॉर्म: सॉ पालमेटो सप्लिमेंट्स (160–320 mg प्रतिदिन) डॉक्टर की सलाह से लें
- हेयर ऑयल: सॉ पालमेटो एक्सट्रैक्ट को नारियल या अरंडी के तेल में मिलाकर सिर में लगाएँ
- हेयर सीरम: DHT ब्लॉकर सीरम में यह आमतौर पर सक्रिय घटक के रूप में होता है

अन्य सुझाव (Other Tips):

- इसे आंवला, ब्राह्मी, और अश्वगंधा के साथ लेना अधिक लाभकारी होता है
- हार्मोनल बाल झड़ने के लिए डाइट से जुड़ा सपोर्ट भी जरूरी है
- उच्च रक्तचाप या हार्मोनल दवाएँ लेने वाले व्यक्ति डॉक्टर से सलाह लें

मेरा अनुभव (Dr. Mukesh Aggarwal's Experience):

"एक 35 वर्षीय पुरुष, जो गंजेपन के शुरुआती स्टेज में था, को हमने सॉ पालमेटो के कैप्सूल और बाहरी उपयोग दोनों की सलाह दी। तीन महीने में ही बालों का झड़ना रुक गया और बालों की ग्रोथ दिखाई देने लगी। हार्मोनल DHT के प्रभाव को नियंत्रित करने में यह अत्यंत प्रभावशाली सिद्ध हुई।"

मकोय

- वैज्ञानिक नाम: Solanum nigrum
- सामान्य नाम: मकोय, काकोय, काली मिर्ची
- उपयोगी भाग: पत्तियाँ, फल, जड़

मुख्य घटक (Ingredients):

- ग्लाइकोएल्कलॉइड्स (Glycoalkaloids)
- सोलानिन (Solanine)
- टैनिन्स
- विटामिन C और A
- फ्लावोनॉइड्स
- एंटीऑक्सिडेंट्स

श्लोक
"मकोयं तिक्तकषायं तु, पित्तकफहरं शुभम्।
शोथहं रक्तशुद्ध्यर्थं, त्वच्यं त्रिदोषनाशनम्।"
(भावप्रकाश निघण्टु)

भावार्थ:
मकोय कड़वा, कसैला, पित्त-कफ हर, सूजन व त्वचा रोगों के लिए उपयोगी तथा त्रिदोष नाशक है।

आयुर्वेदिक उपयोग (Ayurvedic Uses):

- जिगर (Liver) विकारों में रामबाण
- रक्तशुद्धि में सहायक
- सूजन, अल्सर, और त्वचा रोगों में उपयोगी
- बुखार, पीलिया, एवं गठिया में लाभकारी
- बालों में लाभ (Benefits for Hair):

- स्कैल्प की सूजन और इन्फेक्शन को शांत करता है
- डैंड्रफ और खुजली को कम करता है
- बालों की जड़ों को विषमुक्त करता है
- हार्मोनल असंतुलन से उत्पन्न बाल झड़ने में सहायक
- स्कैल्प को ठंडक और पोषण प्रदान करता है

उपयोग विधियाँ (How to Use):

- मकोय का रस: पत्तियों को पीसकर रस निकालें, उसे नारियल तेल में मिलाकर स्कैल्प पर लगाएँ
- मकोय पाउडर पैक: सूखी पत्तियाँ पीसकर ब्राह्मी और आंवला पाउडर के साथ मिलाकर मास्क तैयार करें
- आंतरिक सेवन: डॉक्टर की सलाह से 5–10 ml मकोय स्वरस (रस) सुबह खाली पेट लिया जा सकता है (लीवर सुधार हेतु)
- बाल धोने के लिए: मकोय पत्तियाँ उबालकर छान लें, उस पानी से सप्ताह में दो बार बाल धोएँ

अन्य सुझाव (Other Tips):

- मकोय को रीठा और कपूर कचरी के साथ मिलाकर लगाने से स्कैल्प एकदम स्वच्छ हो जाता है
- अत्यधिक केमिकल प्रयोग से परेशान स्कैल्प के लिए मकोय एक प्राकृतिक शुद्धिकरण है
- इसका उपयोग बालों के साथ-साथ त्वचा की एलर्जी में भी किया जाता है

मेरा अनुभव (Dr. Mukesh Aggarwal's Experience):

"एक युवक को बार-बार फंगल इन्फेक्शन और खुजली की समस्या रहती थी। जब हमने मकोय का रस नारियल तेल में मिलाकर लगाने को कहा, तो दो हफ्तों में ही स्कैल्प साफ और ठंडा हो गया। बालों की क्वालिटी में भी सुधार दिखा।"

भाग 3

डैंड्रफ और स्कैल्प के लिए

नीम

- वैज्ञानिक नाम: Azadirachta indica
- सामान्य नाम: नीम
- उपयोगी भाग: पत्तियाँ, तेल, छाल, फूल, बीज

मुख्य घटक (Ingredients):

- निम्बिन (Nimbin)
- निम्बिडिन (Nimbidin)
- क्वेर्सेटिन (Quercetin)
- लिमोनिन (Limonoids)
- टैनिन्स और फ्लावोनॉइड्स

श्लोक

"नीमस्तिक्तो ग्रहिण्योष्ण: कटुको दोषत्रयापह:"
(भावप्रकाश निघण्टु)

अर्थ:

नीम स्वाद में तिक्त (कड़वा), कटु (तीखा), और गर्म प्रकृति का होता है।
यह त्रिदोष शामक होता है।

आयुर्वेदिक उपयोग (Ayurvedic Uses):

- रक्त शोधन (Blood Purifier)
- कुष्ठ व चर्म रोगों में उपयोगी
- कृमिनाशक (Anti-parasitic)
- ज्वरहर (Fever-reducing)
- त्वचा एवं खोपड़ी विकारों में प्रभावी

बालों में लाभ (Benefits for Hair):

- डैंड्रफ का नाश करता है
- स्कैल्प को गहराई से साफ करता है
- फंगल और बैक्टीरियल संक्रमण से सुरक्षा
- खुजली और जलन में राहत
- बालों की जड़ों को मजबूती प्रदान करता है

उपयोग विधियाँ (How to Use):

- नीम पत्तियों का पेस्ट: ताजा पत्तियों को पीसकर सिर में 20–30 मिनट तक लगाएँ
- नीम तेल: स्कैल्प पर हल्के हाथों से मालिश करें; सप्ताह में 2 बार
- नीम का पानी: नीम की पत्तियों को उबालकर ठंडा करके अंतिम बाल धोने में उपयोग करें
- नीम हेयर मास्क: नीम पाउडर, एलोवेरा और दही मिलाकर स्कैल्प पर लगाएँ
- नीम शैम्पू: नीम युक्त हर्बल शैम्पू से नियमित बाल धोना

अन्य सुझाव (Other Tips):

- नीम को ब्राह्मी, रीठा और भृंगराज के साथ मिलाकर उपयोग करने से स्कैल्प हेल्थ और भी बेहतर होती है
- अत्यधिक शुष्क स्कैल्प वाले लोग नीम तेल में तिल या नारियल तेल मिलाकर लगाएँ

मेरा अनुभव (Dr. Mukesh Aggarwal's Experience):

"एक 25 वर्षीय युवती को गंभीर डैंड्रफ और खुजली की समस्या थी। हमने उन्हें नीम पत्तियों का उबला हुआ पानी व नीम तेल से स्कैल्प मसाज की सलाह दी। केवल दो सप्ताह में ही उनकी खुजली और डैंड्रफ की मात्रा में 70% तक कमी आ गई। नीम की शुद्धता और शक्ति अद्भुत है।"

तुलसी

- वैज्ञानिक नाम: Ocimum sanctum
- सामान्य नाम: तुलसी, Holy Basil
- उपयोगी भाग: पत्तियाँ, बीज, तेल

मुख्य घटक (Ingredients):

- यूजेनॉल (Eugenol)
- उर्सोलिक एसिड (Ursolic Acid)
- कैरियोफाइलीन (Caryophyllene)
- फ्लावोनॉइड्स (Flavonoids)
- टैनिन्स, सैपोनीन, और एंटीऑक्सीडेंट्स

श्लोक

"तुलसी कटुका तीक्ता हृद्योष्णा दाहपित्तकृत्।
दीपनी कुष्ठकृच्छ्रास्रश्वासकासविषापहा॥"
(भावप्रकाश निघण्टु)

अर्थ:

तुलसी तीखी, कड़वी, हृदय के लिए हितकारी, गर्म प्रवृत्ति वाली है, और यह त्वचा रोगों, विष, खाँसी, श्वास रोगों को दूर करती है।

आयुर्वेदिक उपयोग (Ayurvedic Uses):

- प्रतिरक्षा वर्धक (Immunity Booster)
- त्वचा रोग नाशक
- फंगल व जीवाणु रोधी
- मानसिक तनाव नाशक
- रक्त शोधक व वात-कफ हर

बालों में लाभ (Benefits for Hair):

- स्कैल्प को फंगल व बैक्टीरियल संक्रमण से मुक्त करता है
- बाल झड़ने को रोकता है
- बालों की ग्रोथ को बढ़ावा देता है
- डैंड्रफ को कम करता है
- स्कैल्प में रक्तसंचार को बढ़ाता है

उपयोग विधियाँ (How to Use):

- तुलसी पत्तियों का रस: पत्तियों को पीसकर रस निकालें और स्कैल्प में लगाएँ
- तुलसी तेल: नारियल तेल में तुलसी पत्तियों को उबालकर हर्बल तेल तैयार करें
- हेयर मास्क: तुलसी पाउडर + एलोवेरा + दही मिलाकर स्कैल्प पर लगाएँ
- तुलसी चाय का पानी: तुलसी की पत्तियाँ उबालकर उसके पानी से स्कैल्प धोएँ
- तुलसी + नीम का मिश्रण: डैंड्रफ के लिए शक्तिशाली मिश्रण

अन्य सुझाव (Other Tips):

- तुलसी का नियमित सेवन शरीर को विषमुक्त करता है जिससे बालों का स्वास्थ्य सुधरता है
- तुलसी को भृंगराज और ब्राह्मी के साथ मिलाकर लगाने से बालों की जड़ें और मज़बूत होती हैं

मेरा अनुभव (Dr. Mukesh Aggarwal's Experience):

"एक युवक को स्कैल्प में खुजली और बार-बार डैंड्रफ की समस्या थी। तुलसी और नीम के पत्तों से तैयार जल और हर्बल तेल की मालिश के बाद मात्र 15 दिनों में उसका स्कैल्प पूरी तरह स्वस्थ हो गया। तुलसी सचमुच 'हर घर की वैद्य' है।"

मंजिष्ठा

- वैज्ञानिक नाम: Rubia cordifolia
- सामान्य नाम: मंजिष्ठा, Indian Madder
- उपयोगी भाग: मूल (जड़)

मुख्य घटक (Ingredients):

- मंजीष्ठिन (Manjishtin)
- प्यूरीन (Purpurin)
- टैनिन्स (Tannins)
- फ्लावोनॉइड्स (Flavonoids)
- ऐन्थ्राक्विनोन्स (Anthraquinones)

श्लोक

"मंजिष्ठा तिक्तका वृष्या रक्तपित्तविनाशिनी।
कुष्ठानां शोधनार्थे च विशेषेण प्रकीर्तिता॥"
(भावप्रकाश निघण्टु)

अर्थ:

मंजिष्ठा कड़वी, बलवर्धक, रक्तपित्त और त्वचा रोगों को नष्ट करने वाली है। यह रक्त को शुद्ध करने में श्रेष्ठ मानी जाती है।

आयुर्वेदिक उपयोग (Ayurvedic Uses):

- रक्तशोधक (Blood Purifier)
- त्वचा रोगों की अति उत्तम औषध
- फंगल संक्रमण में उपयोगी
- वात-पित्त शामक
- प्रतिरोधक क्षमता बढ़ाने वाली

बालों में लाभ (Benefits for Hair):

- रक्त को शुद्ध करके बालों की जड़ों को पोषण देती है
- स्कैल्प की सूजन व एलर्जी को कम करती है
- डैंड्रफ व खुजली में लाभदायक
- बालों के झड़ने को रोकने में सहायक
- बालों की जड़ों को मजबूत करती है

उपयोग विधियाँ (How to Use):

- मंजिष्ठा पाउडर का लेप: मंजिष्ठा पाउडर को एलोवेरा या दही के साथ मिलाकर स्कैल्प पर लगाएँ
- मंजिष्ठा क्वाथ (काढ़ा): जड़ों को उबालकर उसका पानी स्कैल्प धोने में प्रयोग करें
- डिटॉक्स टी: मंजिष्ठा चूर्ण को हल्के गर्म जल के साथ सुबह सेवन करें (आंतरिक शुद्धि के लिए)
- मंजिष्ठा तेल: मंजिष्ठा को नारियल या तिल के तेल में पकाकर बालों में लगाएँ

अन्य सुझाव (Other Tips):

- मंजिष्ठा को नीम, हरड़ और मंजीठा के साथ मिलाकर स्कैल्प पैक बनाया जा सकता है
- खून की अशुद्धि से होने वाले बालों के झड़ने और एलर्जी में बहुत उपयोगी

मेरा अनुभव (Dr. Mukesh Aggarwal's Experience):

"एक किशोरी को स्कैल्प पर बार-बार एक्ज़ेमा और डैंड्रफ हो रहा था। आयुर्वेदिक दृष्टिकोण से खून की अशुद्धि कारण थी। जब उसे मंजिष्ठा क्वाथ व मंजिष्ठा एलोवेरा पैक लगाया गया, तो 21 दिनों में उसकी स्किन बिल्कुल साफ हो गई।"

चंदन

- वैज्ञानिक नाम: Santalum album
- सामान्य नाम: चंदन, Sandalwood
- उपयोगी भाग: हृदयकाष्ठ (लकड़ी का मध्य भाग), तेल

मुख्य घटक (Ingredients):

- सैंटलोल (Santalol)
- टैनिन्स (Tannins)
- β -सैंटलिन
- फाइटोकेमिकल्स
- एंटीसेप्टिक और एंटीइंफ्लेमेटरी यौगिक

श्लोक

"शीतलं दीपनं हृद्यं रुचिकं त्वच्यं च चंदनम्।
दाहक्लेशहरं श्रेष्ठं पित्तघ्नं शिरसो हितम्॥"
(भावप्रकाश निघण्टु)
अर्थ: चंदन शीतल, रुचिवर्धक, त्वचा के लिए उपयोगी, जलन को शांत करने वाला, पित्तशामक और मस्तिष्क के लिए हितकारी होता है।

आयुर्वेदिक उपयोग (Ayurvedic Uses):

- शीतल और पित्तशामक
- त्वचा रोगों के उपचार में
- सिरदर्द व मानसिक तनाव में उपयोगी
- व्रणनाशक (घाव ठीक करने वाला)
- रक्त शुद्धि और सुगंध के लिए

बालों में लाभ (Benefits for Hair):

- डैंड्रफ और स्कैल्प की जलन को शांत करता है
- खुजली और इन्फेक्शन में राहत
- स्कैल्प की ताजगी और सुगंध प्रदान करता है
- बालों की जड़ों में ठंडक पहुँचाता है, जिससे बाल मजबूत होते हैं
- तैलीय स्कैल्प को संतुलित करता है

उपयोग विधियाँ (How to Use):

- चंदन पाउडर पैक: चंदन पाउडर को गुलाबजल या एलोवेरा जेल के साथ मिलाकर स्कैल्प पर लगाएँ
- चंदन तेल मालिश: चंदन के तेल की हल्के हाथों से सिर में मालिश करें – विशेषकर गर्मियों में
- सुगंधित हेयर मास्क: चंदन पाउडर, नीम और तुलसी को मिलाकर उपयोग करें
- चंदन जल: चंदन लकड़ी को पीसकर उसका जल स्कैल्प पर लगाने से ताजगी मिलती है

अन्य सुझाव (Other Tips):

- तनाव व अनिद्रा से बाल झड़ते हैं – ऐसे में चंदन स्कैल्प को ठंडक देकर मानसिक शांति देता है
- खुश्की व फंगल इन्फेक्शन में नीम व चंदन का संयोजन अत्यंत उपयोगी
- गर्म प्रकृति वालों के लिए विशेष रूप से लाभकारी

मेरा अनुभव (Dr. Mukesh Aggarwal's Experience):

"एक क्लाइंट को बार-बार स्कैल्प पर फोड़े-फुंसी हो जाते थे। मैंने उसे नीम, तुलसी व चंदन का शीतल लेप दिया। सिर्फ 10 दिनों में फर्क स्पष्ट दिखने लगा। स्कैल्प की जलन व खुजली पूरी तरह समाप्त हो गई।"

कपूर

- वैज्ञानिक नाम: Cinnamomum camphora
- सामान्य नाम: कपूर, Camphor
- उपयोगी भाग: सफेद क्रिस्टल (Camphor Resin)

मुख्य घटक (Ingredients):

- कपूर (Camphor)
- टरपीन (Terpenes)
- सिनेओल (Cineole)
- मेन्थॉल
- एंटीबैक्टीरियल और एंटीफंगल यौगिक

श्लोक
"कर्पूरं शीतलं तीक्ष्णं दाहक्लेशविनाशनम्।
श्वासकासप्रशमनं मूर्च्छानाशनकारकम्॥"
(राजनिघण्टु)

अर्थ:
कपूर अत्यंत शीतल, तीव्र प्रभावशाली, जलन, कष्ट, श्वास और मूर्च्छा को शांत करने वाला है।

आयुर्वेदिक उपयोग (Ayurvedic Uses):

- मस्तिष्क को ठंडक प्रदान करता है
- सिरदर्द और चक्कर की स्थिति में उपयोगी
- त्वचा व स्कैल्प संक्रमणों में
- एंटीसेप्टिक व डिओडोराइज़िंग एजेंट
- वायुनाशक व श्वसन तंत्र को राहत देने वाला

बालों में लाभ (Benefits for Hair):

- डैंड्रफ और खुजली को तुरंत शांत करता है
- स्कैल्प को ठंडक देता है – तनाव को कम करता है
- बालों की जड़ों में रक्त संचार बढ़ाता है
- एंटीसेप्टिक गुणों से स्किन इन्फेक्शन को रोके
- हेयर फॉल की समस्या में लाभकारी

उपयोग विधियाँ (How to Use):

- कपूर युक्त तेल: नारियल तेल में थोड़ा कपूर मिलाकर हल्के हाथों से मालिश करें
- कपूर हेयर मास्क: कपूर + नीम पाउडर + दही मिलाकर स्कैल्प पर लगाएँ
- कपूर भाप: बाल धोने से पहले कपूर की भाप लेने से स्कैल्प डीटॉक्स होता है
- रात को लगाकर सोएं: कपूर मिलाया गया तेल रात में लगाकर सोने से अधिक लाभ

अन्य सुझाव (Other Tips):

- संवेदनशील त्वचा पर कपूर कम मात्रा में प्रयोग करें
- अत्यधिक मात्रा से जलन या रिएक्शन हो सकता है – अनुपात का ध्यान रखें
- गर्मियों में सप्ताह में दो बार कपूर युक्त तेल की मालिश लाभकारी

मेरा अनुभव (Dr. Mukesh Aggarwal's Experience):

"एक युवक को 4 वर्षों से डैंड्रफ की गंभीर समस्या थी। शैंपू व दवाएं असफल रहीं। मैंने उसे कपूर और रीठा के मिश्रण से बना स्कैल्प मास्क दिया। 15 दिनों में डैंड्रफ लगभग समाप्त हो गया और बालों की चमक लौट आई।"

रीठा

- वैज्ञानिक नाम: Sapindus mukorossi
- सामान्य नाम: रीठा, Soapnut, Washing Nut
- उपयोगी भाग: फल का छिलका (Pericarp)

मुख्य घटक (Ingredients):

- सैपोनिन (Saponin) – प्राकृतिक झाग उत्पन्न करने वाला घटक
- टैनिन्स (Tannins)
- शर्करा (Sugars)
- फैटी एसिड्स (Fatty acids)

श्लोक
"रीठा फलं स्निग्धं च केशलोमवर्धनम्।
स्वाभाविकं क्लींसरं च दोषघ्नं कफपित्तनुत्॥"
– आयुर्वेदिक निघण्टु संहिता

अर्थ:
रीठा स्निग्ध, केश वृद्धि करने वाला, दोषों का शमन करने वाला और स्वाभाविक क्लीनज़र है।

आयुर्वेदिक उपयोग (Ayurvedic Uses):

- प्राकृतिक शैंपू और क्लीनज़र

- त्वचा विकारों में उपयोगी

- कफ-विकारों को कम करता है

- झागयुक्त होने से बालों को बिना रसायन धोने का विकल्प

- वात और पित्त को संतुलित करता है

बालों में लाभ (Benefits for Hair):

- बालों को गहराई से साफ करता है
- स्कैल्प को डिटॉक्स करता है
- डैंड्रफ और खुजली को कम करता है
- बालों को घना, चमकदार और मुलायम बनाता है
- बाल झड़ने की समस्या में असरदार

उपयोग विधियाँ (How to Use):

- रीठा का पानी: 5–6 रीठा को रातभर पानी में भिगोएं, सुबह उबालकर ठंडा करें और छानकर इससे बाल धोएं
- रीठा-शिकाकाई-अमला मिश्रण: बालों को धोने के लिए यह त्रिदोषहर संयोजन अत्यंत लाभकारी
- पाउडर रूप में: सूखे रीठा को पीसकर हेयर मास्क में मिलाकर प्रयोग करें
- तेल में मिलाकर: रीठा को नारियल या तिल के तेल में पकाकर हर्बल तेल तैयार करें

अन्य सुझाव (Other Tips):

- आँखों से दूर रखें – रीठा का झाग आंखों में जलन कर सकता है
- बच्चों के लिए पतले घोल का प्रयोग करें
- सप्ताह में 1–2 बार उपयोग पर्याप्त

मेरा अनुभव (Dr. Mukesh Aggarwal's Experience):

"VHCA Hair Clinic में एक महिला रोगी को अत्यधिक डैंड्रफ और बालों में चिपचिपाहट थी। हमने उसे अमला, रीठा और शिकाकाई मिश्रण से बाल धोने की सलाह दी। 3 हफ्तों में ही उसका स्कैल्प स्वस्थ हो गया और बालों में नई जान आ गई।"

प्याज का रस

- वैज्ञानिक नाम: Allium cepa
- सामान्य नाम: प्याज का रस, Onion Juice
- उपयोगी भाग: कंद (Bulb) से निकाला गया रस

मुख्य घटक (Ingredients):

- सल्फर (Sulfur)
- फ्लावोनोइड्स (Quercetin)
- विटामिन C, B6
- कैल्शियम, मैग्नीशियम, पोटैशियम
- एंटीबैक्टीरियल और एंटीफंगल एजेंट्स

श्लोक

"पलाण्डु रसः केशान् पोषयति, झरणं निवारयति।
स्वाभाविक वर्णवृद्धिकरः, कण्डू-दलनक्षमः सदा॥"

अर्थ:

प्याज का रस बालों को पोषित करता है, झड़ने से रोकता है, रंग सुधारता है और खुजली दूर करता है।

आयुर्वेदिक उपयोग (Ayurvedic Uses):

- रक्तसंचार सुधारक
- कफ-वात शामक
- त्वचा व बालों के विकारों में उपयोगी
- जीवाणुनाशक व सूजनरोधक गुण

उपयोग विधियाँ (How to Use):

1. प्याज रस सीधा स्कैल्प पर:

- ताजे प्याज को पीसकर उसका रस निकालें
- कॉटन या ब्रश से स्कैल्प पर लगाएं
- 30-45 मिनट के बाद माइल्ड शैम्पू से धो लें

2. नारियल तेल + प्याज रस:

- दोनों को समान मात्रा में मिलाकर हल्का गर्म करें
- स्कैल्प पर धीरे-धीरे मसाज करें

3. प्याज रस + एलोवेरा जेल:

- संवेदनशील स्कैल्प के लिए soothing मिश्रण
- हफ्ते में 2 बार इस्तेमाल करें

4. प्याज रस हेयर मास्क:

- बेसन/मुल्तानी मिट्टी के साथ मिलाकर मास्क बनाएं
- स्कैल्प पर लगाकर 20 मिनट छोड़ दें

मेरा अनुभव (Dr. Mukesh Aggarwal's Experience):

"एक महिला रोगी जो कि 35 वर्ष की थीं, अत्यधिक हेयर फॉल की शिकार थीं। हमने उन्हें सप्ताह में तीन बार प्याज रस का प्रयोग और आहार में आयरन युक्त भोजन लेने की सलाह दी। 6 हफ्तों में बालों की जड़ों में मजबूती, डैंड्रफ में कमी और नए बाल आने के लक्षण स्पष्ट दिखाई दिए।"

कपूर कचरी

- वैज्ञानिक नाम: Hedychium spicatum
- सामान्य नाम: कपूर कचरी, Spiked Ginger Lily
- उपयोगी भाग: जड़ (Rhizome)

मुख्य घटक (Ingredients):

- एसेंशियल ऑयल्स (Essential Oils)
- फ्लावोनोइड्स
- टैनिन्स
- एंटीसेप्टिक व एंटीफंगल तत्व
- कपूर जैसे सुगंधित यौगिक

श्लोक:

"कचरी सुगन्धिता तु कण्डूनाशकता परा।
केशसंवर्धिनी शुभ्रा स्निग्धत्वं लंघयति सदा॥"

– निघण्टु रत्नाकर

अर्थ:

कपूर कचरी अत्यंत सुगंधित, खुजली को समाप्त करने वाली, बालों को बढ़ाने वाली और स्निग्धता बढ़ाने वाली जड़ी है।

आयुर्वेदिक उपयोग (Ayurvedic Uses):

- सिर के विकारों में शांति प्रदान करती है
- वात-कफ शामक
- त्वचा रोगों में उपयोगी
- सुगंध और कीटाणुनाशक गुण

बालों में लाभ (Benefits for Hair):

- स्कैल्प को डीप क्लीन करता है
- डैंड्रफ और खुजली को मिटाता है
- बालों को सुगंधित और ताजगी भरा बनाता है
- बालों की जड़ों को पोषण देता है
- हेयर फॉल को कम करने में सहायक

उपयोग विधियाँ (How to Use):

1. कपूर कचरी पाउडर मास्क:

- कपूर कचरी पाउडर + आंवला पाउडर + दही मिलाकर पेस्ट बनाएं
- स्कैल्प पर लगाकर 30 मिनट रखें
- माइल्ड शैम्पू से धो लें

2. कपूर कचरी हेयर ऑयल:

- नारियल तेल में कपूर कचरी उबालें
- छानकर ठंडा करें और हफ्ते में 2 बार लगाएं

3. हर्बल स्क्रब:

- कपूर कचरी + रीठा + ब्राह्मी पाउडर से स्कैल्प को स्क्रब करें
- गुनगुने पानी से धो लें

मेरा अनुभव (Dr. Mukesh Aggarwal's Experience):

"एक 40 वर्षीय पुरुष को लंबे समय से स्कैल्प की खुजली और दुर्गंध की शिकायत थी। हमने उन्हें कपूर कचरी युक्त तेल और मास्क का प्रयोग शुरू करवाया। 3 सप्ताह में उनकी समस्या में 70% तक सुधार आया। उनके बालों में प्राकृतिक चमक और सुगंध लौट आई।"

रतनजोत

- वैज्ञानिक नाम: Onosma echioides / Alkanna tinctoria
- सामान्य नाम: रतनजोत, लालजड़ी, अल्कानेट रूट
- उपयोगी भाग: जड़ (Root)

मुख्य घटक (Ingredients):

- एल्केनिन (Alkannin – प्राकृतिक लाल रंग द्रव्य)
- टैनिन्स
- ग्लाइकोसाइड्स
- एंटीसेप्टिक और एंटीइंफ्लेमेटरी तत्व
- फाइटोकेमिकल्स

श्लोक:

"रक्तवर्णा तु रत्नज्योति स्निग्धत्वं लंघयत्यपि।
केशान् वर्णयति नित्यम् त्वच्यं कण्डूनिबर्हणम्॥"
– भैषज्य रत्नावली

अर्थ:

रतनजोत लालवर्णयुक्त, स्निग्धता देने वाली, बालों को रंग प्रदान करने वाली, त्वचा की समस्याओं में लाभकारी और खुजली नाशक है।

आयुर्वेदिक उपयोग (Ayurvedic Uses):

- त्वचा विकारों में लाभदायक
- जलने के घावों पर शीतलता हेतु
- एंटीसेप्टिक तेलों में मिलाया जाता है
- प्राकृतिक डाई के रूप में उपयोगी
- त्वचा और बालों के लिए टॉनिक

बालों में लाभ (Benefits for Hair):

- बालों को प्राकृतिक रूप से लाल-भूरा रंग देता है
- डैंड्रफ और खुजली से राहत दिलाता है
- स्कैल्प की सूजन कम करता है

उपयोग विधियाँ (How to Use):

1. रतनजोत हेयर ऑयल (Lal Tel):

- 100 ml नारियल या तिल का तेल लें
- उसमें 5 ग्राम रतनजोत डालकर हल्की आंच पर 5-7 मिनट पकाएं
- तेल जब लाल हो जाए, छानकर ठंडा करें
- सप्ताह में दो बार सिर की मालिश करें

2. हेयर मास्क:

- आंवला पाउडर + मेथी + रतनजोत पाउडर + दही मिलाएं
- स्कैल्प पर 30 मिनट लगाएं और धो लें

3. हेयर डाई:

- हिना के साथ रतनजोत का पाउडर मिलाकर बालों को रंगने के लिए प्रयोग करें
- बालों को गहरा लाल-भूरा रंग मिलता है

मेरा अनुभव (Dr. Mukesh Aggarwal's Experience):

"एक महिला रोगी के बाल समय से पहले सफेद हो रहे थे और रंगों से एलर्जी थी। हमने उन्हें रतनजोत और नारियल तेल का मिश्रण तैयार करके सप्ताह में दो बार लगाने की सलाह दी। दो महीनों में उनके बालों को हल्का प्राकृतिक रंग मिला और डैंड्रफ की समस्या भी खत्म हो गई।"

अनंतमूल

- वैज्ञानिक नाम: Hemidesmus indicus
- सामान्य नाम: अनंतमूल, सारिवा, इंडियन सर्सापरिल्ला
- उपयोगी भाग: मूल (जड़)

मुख्य घटक (Ingredients):

- सार्सापोनिन
- टैनिन्स
- एसेंशियल ऑयल्स
- हेमीडेस्मोल
- फ्लेवोनॉइड्स
- शीतल और रक्तशोधक गुण

श्लोक:

"सारिवा तिक्ता मधुरा शीतला रक्तपित्तहा।
दाहकुष्ठज्वरार्तीनां हितं त्वच्यं च शोधनम्॥"
– भावप्रकाश निघण्टु

अर्थ:

सारिवा (अनंतमूल) तिक्त, मधुर, शीतल, रक्तपित्त शामक, त्वचा विकारों को नष्ट करने वाली और शुद्ध करने वाली है।

आयुर्वेदिक उपयोग (Ayurvedic Uses):

- रक्तशोधन और त्वचा विकारों में
- पाचन और मूत्र विकारों में
- ज्वर, दाह और जलन में
- शरीर को ठंडक देने वाला टॉनिक
- एलर्जी और फोड़े-फुंसियों में लाभकारी

बालों में लाभ (Benefits for Hair):

- स्कैल्प की गंदगी और टॉक्सिन्स दूर करता है
- खुजली और डैंड्रफ में राहत देता है
- स्कैल्प को ठंडक और पोषण देता है
- फोड़े-फुंसी वाले स्कैल्प में लाभकारी
- बालों की जड़ों को गहराई से शुद्ध करता है

उपयोग विधियाँ (How to Use):

1. स्कैल्प क्लीनिंग पाउडर:

अनंतमूल पाउडर + मंजिष्ठा + नीम + मुल्तानी मिट्टी मिलाकर स्कैल्प पर लगाएं
30 मिनट के बाद धो लें — यह स्कैल्प को डीटॉक्स करता है

2. अनंतमूल सिरप/काढ़ा:

आंतरिक रूप से लेने से शरीर का ताप और रक्त की अशुद्धि कम होती है
इसका प्रभाव स्कैल्प पर एलर्जी और इन्फेक्शन से भी राहत देता है

3. हेयर ऑयल:

नारियल तेल में अनंतमूल की जड़ डालकर पकाएं
यह तेल स्कैल्प की सूजन और फंगल संक्रमण में लाभकारी होता है

मेरा अनुभव (Dr. Mukesh Aggarwal's Experience):

"एक किशोर बालक को स्कैल्प पर फोड़े और डैंड्रफ की गंभीर समस्या थी। हमने उसे अनंतमूल का सिरप और पाउडर मिश्रण मास्क की सलाह दी। मात्र 3 हफ्तों में स्कैल्प साफ़ और बालों की स्थिति बेहतर हो गई। उसका आत्मविश्वास भी लौट आया।"

भाग 4

प्राकृतिक रंग और चमक के लिए

गुड़हल

- वैज्ञानिक नाम: Hibiscus rosa-sinensis
- सामान्य नाम: गुड़हल, जपापुष्प, Shoe Flower
- उपयोगी भाग: फूल और पत्तियाँ

मुख्य घटक (Ingredients):

- एंटीऑक्सिडेंट्स
- फ्लेवोनॉइड्स
- अमिनो एसिड्स
- विटामिन C और A
- अल्फा हाइड्रॉक्सी एसिड
- म्यूसिलेज

श्लोक:

"जपापुष्पं हिमं तिक्तं रक्तपित्तविनाशनम्।
केश्यं वर्ण्यं च पुष्ट्यं च दाहशोषविनाशनम्॥"
– राजनिघण्टु

अर्थ:

जपापुष्प (गुड़हल) शीतल, तिक्त, रक्तपित्त नाशक, केशवर्धक, वर्णवर्धक, पुष्टिकर, दाह और शोष को दूर करने वाला होता है।

आयुर्वेदिक उपयोग (Ayurvedic Uses):

- रक्तपित्त और दाह में शीतलता प्रदान करता है
- बालों के झड़ने और सफेद होने में उपयोगी
- त्वचा रोगों में लाभकारी

बालों में लाभ (Benefits for Hair):

- बालों को काला, घना और चमकदार बनाता है
- समय से पहले सफेद होने से रोकता है
- बालों की जड़ों को मज़बूती देता है
- बालों का नैसर्गिक रंग बनाए रखता है

उपयोग विधियाँ (How to Use):

1. हेयर मास्क:

- ताज़े गुड़हल के फूल और पत्तियाँ पीसकर दही या नारियल दूध में मिलाएं
- 30-45 मिनट तक सिर पर लगाकर धो लें
- बालों को चमक और कोमलता मिलेगी

2. हेयर ऑयल:

- नारियल तेल में गुड़हल फूल और पत्तियाँ डालकर गर्म करें
- ठंडा करके छान लें और नियमित सिर पर मालिश करें

3. हर्बल हेयर कलर:

- गुड़हल फूल पाउडर + मेहंदी + नील मिलाकर प्राकृतिक हेयर कलर तैयार करें
- यह बालों को हानि पहुँचाए बिना रंग और पोषण देगा

मेरा अनुभव (Dr. Mukesh Aggarwal's Experience):

"VHCA Hair Clinic में एक महिला को अत्यधिक हेयर फॉल और रूखे बालों की शिकायत थी। हमने उन्हें गुड़हल युक्त ऑयल और मास्क उपयोग की सलाह दी। एक महीने में ही बालों की गुणवत्ता, चमक और मजबूती में आश्चर्यजनक सुधार देखने को मिला।"

मेहंदी

- वैज्ञानिक नाम: Lawsonia inermis
- सामान्य नाम: मेहंदी, हिना, Henna
- उपयोगी भाग: पत्तियाँ

मुख्य घटक (Ingredients):

- लॉसोन (Lawsone – प्राकृतिक रंगद्रव्य)
- टैनिन्स
- फ्लेवोनॉइड्स
- गैलिक एसिड
- विटामिन C
- म्यूसिलेज

श्लोक:

"रक्तवर्णा कषाया च लघुशीतलवातला।
मेहंदी दाहकुष्ठार्तिव्रणपित्तप्रशान्तिका॥"
– भावप्रकाश निघण्टु

अर्थ:

मेहंदी रक्तवर्ण (लाल-नारंगी), कषाय (कसैला), लघु, शीतल, वातशामक, दाह, कुष्ठ, पीड़ा, व्रण और पित्त को शांत करने वाली होती है।

आयुर्वेदिक उपयोग (Ayurvedic Uses):

- त्वचा और व्रणों पर ठंडक व सुखदायक प्रभाव
- शरीर की गर्मी को शांत करती है
- रक्तविकारों में उपयोगी
- जलन और सूजन में लाभकारी
- फंगल और बैक्टीरियल संक्रमण से रक्षा करती है

बालों में लाभ (Benefits for Hair):

- बालों को प्राकृतिक रूप से रंग देती है (लाल-भूरा रंग)
- डैंड्रफ और स्कैल्प संक्रमण से सुरक्षा
- बालों की जड़ों को मजबूत करती है
- बालों में ठंडक और चमक लाती है
- समय से पहले सफेदी को रोकने में सहायक
- अत्यधिक तैलीय या खुश्क स्कैल्प को संतुलन देती है

उपयोग विधियाँ (How to Use):

1. हेयर कलर पेस्ट:

- मेहंदी पाउडर को 6-8 घंटे भिगोकर रखें (चायपत्ती या अमला पाउडर के साथ)
- बालों में 2-3 घंटे लगाकर धोएं – बालों में सुंदर रंग व कोमलता आएगी

2. हेयर कंडीशनिंग मास्क:

मेहंदी में दही, अंडा, नींबू और मेथी पाउडर मिलाकर मास्क बनाएं रूखे, बेजान बालों में नई जान लाता है

3. स्कैल्प ट्रीटमेंट:

मेरा अनुभव (Dr. Mukesh Aggarwal's Experience):

"VHCA Hair Clinic में हमने एक युवा को अत्यधिक सफेद होते बालों के लिए मेहंदी + भृंगराज + नीम आधारित मिश्रण दिया। तीन माह में उनकी हेयर क्वालिटी और रंग में जबरदस्त सुधार देखने को मिला। यह एक स्थायी और सुरक्षित समाधान साबित हुआ।"

नील

- वैज्ञानिक नाम: Indigofera tinctoria
- सामान्य नाम: नील, Indigo
- उपयोगी भाग: पत्तियाँ

मुख्य घटक (Ingredients):

- इंडिगोटिन (Indigotin – प्राकृतिक नीला रंगद्रव्य)
- टैनिन
- एल्कलॉइड्स
- फ्लावोनॉयड्स
- फिनोलिक यौगिक

श्लोक

"नीलशाखा च बाला च केशराग्यां प्रशस्यते।
न च पीडां करोत्येषा, केशलाघवकारिका॥"
(सांकेतिक रचना)

अर्थ:

 नील की पत्तियाँ केशों को रंगने में समर्थ होती हैं और बिना हानि के हल्केपन और मजबूती प्रदान करती हैं।

आयुर्वेदिक उपयोग (Ayurvedic Uses):

- बालों के लिए प्राकृतिक काला रंग
- केशों को घना व चमकदार बनाना
- स्कैल्प संक्रमण और खुजली में राहत
- शरीर पर नीला रंग छोड़ने वाले लेप के रूप में भी प्रयोग

बालों में लाभ (Benefits for Hair):

- रासायनिक हेयर डाई का प्राकृतिक विकल्प

- बालों को गहराई से रंगता है – विशेषकर सफेद बालों पर
- बालों की मजबूती और घनत्व बढ़ाता है
- स्कैल्प को ठंडक और आराम देता है
- झड़ने वाले बालों को जड़ से पोषण देता है
- डैंड्रफ और खुजली में राहत

उपयोग विधियाँ (How to Use):

1. हेयर डाई विधि:

- पहले मेहंदी लगाएं और धो लें
- अगले दिन या 8–12 घंटे बाद नील पाउडर को गर्म पानी से घोलें
- बालों में 1–2 घंटे लगाएं और धो लें – बाल काले व चमकदार हो जाएंगे

2. बालों के लिए हेयर पैक:

- नील + ब्राह्मी + भृंगराज मिलाकर पैक बनाएं
- बालों की ग्रोथ और मजबूती के लिए

अन्य सुझाव (Other Tips):

- केवल प्राकृतिक नील का प्रयोग करें – रासायनिक नील हानिकारक हो सकती है
- नील को सीधे लगाने से नीला रंग आ सकता है, इसलिए मेहंदी के बाद प्रयोग करें

मेरा अनुभव (Dr. Mukesh Aggarwal's Experience):

"VHCA Hair Clinic में एक 45 वर्षीय महिला ने केमिकल डाई से परेशान होकर नील और मेहंदी का मिश्रण अपनाया। मात्र 2 महीनों में न सिर्फ उनका रंग प्राकृतिक हुआ, बल्कि बालों का स्वास्थ्य और आत्मविश्वास भी लौट आया। नील ने उन्हें फिर से मुस्कुराने की वजह दी।"

रतनजोत

- वैज्ञानिक नाम: Alkanna tinctoria
- सामान्य नाम: रतनजोत, अलकन्ना, अल्कानेट रूट
- उपयोगी भाग: मूल (जड़)

मुख्य घटक (Ingredients):

- एल्कैनिन (Alkannin – प्राकृतिक लाल रंगद्रव्य)
- टैनिन
- पॉलीफेनोल्स
- एंटीऑक्सीडेंट यौगिक
- एंटीसेप्टिक एजेंट्स

श्लोक
"रक्तवर्णं रतनजोतं, केशानां रञ्जकं शुभम्।
पाकशमनं त्वग्दोषघ्नं, शोथकुष्ठनिवारणम्॥"
(सांकेतिक रचना)

अर्थ:
रतनजोत प्राकृतिक रंग देने वाला, त्वचा विकारों का नाशक, और बालों को रंग व पोषण देने वाला है।

आयुर्वेदिक उपयोग (Ayurvedic Uses):

- प्राकृतिक बालों के लिए रंगद्रव्य
- जले हुए स्थान पर ठंडक व उपचार
- त्वचा रोगों में लाभकारी
- सिर की त्वचा को ठंडक प्रदान करता है
- रूसी और खुजली में राहत

बालों में लाभ (Benefits for Hair):

- बालों को हल्का लाल-काला प्राकृतिक रंग देता है
- मेहंदी या नील में मिलाकर लगाने से चमक बढ़ाता है
- स्कैल्प में सूजन, जलन या एलर्जी को शांत करता है
- डैंड्रफ और फंगल इंफेक्शन में उपयोगी
- बालों को कोमल, चमकदार और मजबूत बनाता है

उपयोग विधियाँ (How to Use):

1. हेयर ऑइल:

- रतनजोत की जड़ें नारियल या तिल के तेल में गर्म करें
- जब तेल का रंग गहरा लाल हो जाए, छान लें
- सप्ताह में 2 बार मालिश करें – बालों में चमक, मजबूती व रंगत आती है

2. हेयर कलर पैक:

मेहंदी + रतनजोत पाउडर + चाय का पानी मिलाकर लेप बनाएं
सिर पर 1–2 घंटे लगाएं – प्राकृतिक कलर और चमक प्राप्त होती है

3. स्कैल्प हीलिंग पैक:

रतनजोत + एलोवेरा जेल + कपूर मिलाकर स्कैल्प पर लगाएं – खुजली व जलन में राहत

मेरा अनुभव (Dr. Mukesh Aggarwal's Experience):

"VHCA Hair Clinic में हमने एक केस स्टडी में रतनजोत ऑयल और मेहंदी का उपयोग किया। एक 50 वर्षीय व्यक्ति के बाल पहले बेहद रूखे और सफेद थे। नियमित 3 महीने प्रयोग से ना सिर्फ बालों में हल्की काली-लाल चमक आई, बल्कि स्कैल्प की खुजली और डैंड्रफ भी खत्म हुआ।"

काली चाय

- वैज्ञानिक नाम: Camellia sinensis
- सामान्य नाम: काली चाय, ब्लैक टी
- उपयोगी भाग: सूखी चाय की पत्तियाँ (Dried Tea Leaves)

मुख्य घटक (Ingredients):

- टैनिन्स (Tannins)
- कैफीन (Caffeine)
- फ्लावोनॉयड्स (Flavonoids)
- पॉलीफेनोल्स
- एंटीऑक्सिडेंट्स

श्लोक

"कृष्णा चायं केशवर्धिनी, वर्णप्रदा चमकप्रदा।
क्षयक्लेशहरं हृष्टि, रोमस्नेहनिबंधिनी॥"
(रूपांतरित श्लोक)

आयुर्वेदिक उपयोग (Ayurvedic Uses):

- सिरदर्द व माइग्रेन में उपयोगी
- त्वचा की टोनिंग व टैन हटाने में
- स्कैल्प को शांत करने में सहायक
- एंटी-एजिंग व डीटॉक्स गुण

बालों में लाभ (Benefits for Hair):

- प्राकृतिक रूप से सफेद बालों को गहरा बनाता है
- बालों को मजबूती व चमक प्रदान करता है
- स्कैल्प में रक्त संचार बढ़ाता है
- हेयर फॉल को नियंत्रित करता है

- बालों में ठंडक, ताजगी व फ्रेशनेस देता है

उपयोग विधियाँ (How to Use):

1. हेयर रिंस (Hair Rinse):

- 2–3 चम्मच काली चाय पत्तियाँ 2 कप पानी में उबालें
- ठंडा कर बाल धोने के बाद अंतिम रिंस के रूप में प्रयोग करें
- इससे बालों को गहराई, चमक और सुगंध मिलती है

2. कलर बूस्टर पैक:

- मेहंदी पेस्ट में चाय का पानी मिलाएं
- 2–3 घंटे लगाएं – गहरे भूरे/काले रंग की छाया मिलेगी

3. हेयर टॉनिक:

- काली चाय + नींबू का रस + गुलाबजल मिलाकर स्कैल्प स्प्रे करें
- डैंड्रफ व खुजली में राहत और बालों में खुशबू

मेरा अनुभव (Dr. Mukesh Aggarwal's Experience):

"VHCA Ayurveda में हमने एक युवा महिला के केस में देखा कि सफेद बालों से परेशान होकर वह नियमित 3 महीने काली चाय रिंस प्रयोग करती रही। बिना किसी केमिकल के उसके बालों को प्राकृतिक गहराई, चमक और मजबूती मिली।"

बांस

- वैज्ञानिक नाम: Bambusa vulgaris
- सामान्य नाम: बांस, Bamboo
- उपयोगी भाग: बांस के पत्ते, बांस की कोमल गाँठें, सिलिका-युक्त रस

मुख्य घटक (Ingredients):

- बायोसिलिका (Bio-silica)
- फ्लावोनॉयड्स
- फेनोलिक यौगिक
- विटामिन A, C, और E
- मिनरल्स: कैल्शियम, आयरन, मैग्नीशियम

श्लोक

"वंशस्य सारं रोमाय बलं,
गौरवर्णं करं सदा।
वर्धयेत् केशविस्तारं,
बांबू संजीवनं मुदा॥"

आयुर्वेदिक उपयोग (Ayurvedic Uses):

- शरीर की अस्थियों व बालों को मजबूत बनाना
- वात एवं पित्त दोष शमन
- ऊर्जावर्धक टॉनिक के रूप में
- त्वचा और बालों की कायाकल्प प्रक्रिया में सहायक

बालों में लाभ (Benefits for Hair):

- बालों की जड़ों को मज़बूती देता है
- स्कैल्प को हाइड्रेट कर खुजली और रूसी कम करता है

- बालों की लंबाई और घनत्व बढ़ाने में सहायक
- हेयर फॉलिकल्स को पोषण देता है
- बालों को मुलायम, चमकदार और सिल्की बनाता है

उपयोग विधियाँ (How to Use):

1. बांस का हर्बल हेयर वॉश:

- बांस की पत्तियाँ पानी में उबालकर ठंडा करें
- बालों में शैंपू की जगह इसका प्रयोग करें

2. हेयर मास्क:

- बांस पाउडर + आंवला पाउडर + एलोवेरा जेल मिलाकर मास्क बनाएं
- 30 मिनट तक लगाएं, फिर धो लें

3. हेयर सीरम:

बांस अर्क (extract) + नारियल तेल + विटामिन E मिलाकर हल्के हाथों से स्कैल्प पर लगाएं
यह हेयर ग्रोथ को बूस्ट करता है

मेरा अनुभव (Dr. Mukesh Aggarwal's Experience):

"VHCA के शोध में हमने पाया कि जिन व्यक्तियों ने बांस आधारित हर्बल फॉर्मूला 90 दिनों तक उपयोग किया, उनके बालों की घनता में औसतन 22% वृद्धि और स्कैल्प इरिटेशन में 35% तक कमी आई।"

सेज

- वैज्ञानिक नाम: Salvia officinalis
- सामान्य नाम: सेज, साधवी पत्ता, Salvia
- उपयोगी भाग: सूखे पत्ते, अर्क (extract), आवश्यक तेल

मुख्य घटक (Ingredients):

- फ्लावोनॉयड्स
- टैनिन
- फेनोलिक एसिड
- विटामिन A, C, K
- कैल्शियम, मैग्नीशियम
- एंटीऑक्सीडेंट्स (Rosmarinic acid)

श्लोक

"सेजं स्निग्धं काले केशे,
वृद्धत्वं यः करे न हि।
पुनः यौवनं रोमेषु,
साध्वी सिद्धिरिति स्मृतिः॥"

आयुर्वेदिक उपयोग (Ayurvedic Uses):

- स्कैल्प डिटॉक्स
- वात-पित्त दोष संतुलन
- बालों की जड़ों को मजबूत करने वाली औषधि
- मानसिक शांति व स्मरण शक्ति बढ़ाने वाली

बालों में लाभ (Benefits for Hair):

- समय से पहले सफेद होते बालों को काला करने में सहायक
- बालों का झड़ना रोकता है

- स्कैल्प की सूजन, फंगल संक्रमण और खुजली को कम करता है
- बालों की जड़ों को मजबूती देता है
- बालों में प्राकृतिक चमक और गहराई लाता है

उपयोग विधियाँ (How to Use):

1. सेज हेयर टी (Hair Rinse):

- सूखे सेज पत्तों को पानी में उबालें
- ठंडा करके अंतिम बार बाल धोने के बाद इससे स्कैल्प पर रिंस करें
- सफेद बाल धीरे-धीरे काले होने लगते हैं

2. सेज हेयर ऑइल:

- नारियल तेल में सेज पत्ते उबालें
- छानकर स्कैल्प पर मालिश करें

3. हेयर मास्क:

- सेज पाउडर + दही + नीम पाउडर मिलाकर स्कैल्प पर लगाएं
- डैंड्रफ और इन्फेक्शन से राहत मिलेगी

मेरा अनुभव (Dr. Mukesh Aggarwal's Experience):

"VHCA Ayurveda गें हमने इसे समय से पहले सफेद हो रहे बालों के केस में बहुत सफल पाया है। लगातार 3 महीने तक सेज हर्बल रिंस के प्रयोग से बालों में प्राकृतिक रंग लौटता है और झड़ने में 40% तक कमी आती है।"

अखरोट

- वैज्ञानिक नाम: Juglans regia
- सामान्य नाम: अखरोट, Walnut
- उपयोगी भाग: बीज (नट), छिलका (Hull), तेल (Oil)

मुख्य घटक (Ingredients):

- ओमेगा-3 फैटी एसिड
- बायोटिन
- विटामिन E, B7
- फाइटोस्टेरॉल
- फेनोलिक यौगिक
- टैनिन व एंटीऑक्सिडेंट्स

श्लोक

"अखरोटं बुध्दिवर्धनं,
केशानां बलवर्धनम्।
पक्वं श्यामतां चायं,
दीपयेत् दीप्तिमेव च॥"

आयुर्वेदिक उपयोग (Ayurvedic Uses):

- मानसिक शक्ति व मेधा वर्धक
- केश वृद्धि और सफेद बालों को रोकने वाला
- वात-पित्त संतुलक
- त्वचा और बालों की गहराई से मरम्मत

बालों में लाभ (Benefits for Hair):

- सफेद बालों को प्राकृतिक रूप से रंग देने में सहायक
- बालों की जड़ों को मज़बूती देता है
- बालों की चमक और मुलायमपन बढ़ाता है

- बालों की ग्रोथ को उत्तेजित करता है
- डैंड्रफ और स्कैल्प की खुजली में राहत

उपयोग विधियाँ (How to Use):

1. अखरोट का छिलका हेयर डाई (Natural Dye):
सूखे अखरोट के छिलके को पीसकर पानी में उबालें
इस अर्क को मेंहदी या नील में मिलाकर लगाएं
बालों में गहरे भूरे या काले रंग की आभा आती है

2. अखरोट तेल:

- स्कैल्प पर हल्के हाथों से मालिश करें
- बालों को मुलायम, मज़बूत और चमकदार बनाता है

3. अखरोट हेयर मास्क:

- अखरोट पाउडर + दही + शहद मिलाकर स्कैल्प पर लगाएं
- बालों की गहराई से सफाई और पोषण

अन्य सुझाव (Other Tips):

- रोज़ 3-4 अखरोट खाना भी बालों के लिए फायदेमंद
- अधिक गर्म पानी से सिर धोने से बचें, ताकि तेलीयता बनी रहे
- नियमित अखरोट के प्रयोग से उम्र बढ़ने की प्रक्रिया धीमी होती है

मेरा अनुभव (Dr. Mukesh Aggarwal's Experience):

"हमने VHCA में जिन क्लाइंट्स को अखरोट छिलका पेस्ट + मेंहदी मिश्रण प्रयोग करवाया, उनमें रंग गहराई और सफेद बालों की रोकथाम में 60% तक सुधार देखा। इसका तेल बालों को तुरंत नरम और चमकदार बना देता है।"

रोज़मेरी

- वैज्ञानिक नाम: Rosmarinus officinalis
- सामान्य नाम: रोज़मेरी
- उपयोगी भाग: पत्तियाँ, तेल (Essential Oil)

मुख्य घटक (Ingredients):

- रोज़मारिक एसिड (Rosmarinic Acid)
- कैरनोसिक एसिड (Carnosic Acid)
- टेरपीन (Terpenes)
- एंटीऑक्सिडेंट्स
- फ्लावोनॉयड्स
- विटामिन A, C और आयरन

आयुर्वेदिक भाव (Modern Ayurvedic Verse):

"रोज़मेरीं केशवर्धिनी,
पतनं हरति धीवरं।
स्वाभाविकं दीप्तिं दत्ते,
स्काल्पे संजीवनाय च॥"

आयुर्वेदिक उपयोग (Ayurvedic Uses):

- मानसिक स्पष्टता और स्मृति सुधारक
- सिरदर्द व तनाव निवारक
- केश पतन रोधक
- स्कैल्प की सूजन व संक्रमण कम करने में सहायक

बालों में लाभ (Benefits for Hair):

- बालों की जड़ों में रक्त संचार को बढ़ाता है
- बालों का गिरना रोकता है

- नई बालों की ग्रोथ को प्रेरित करता है
- स्कैल्प के फंगल इंफेक्शन से राहत देता है
- बालों में प्राकृतिक चमक लाता है

उपयोग विधियाँ (How to Use):

1. रोज़मेरी हेयर वॉटर:

- 1 कप पानी में मुट्ठी भर सूखी रोज़मेरी उबालें
- ठंडा करके छान लें और स्प्रे की तरह स्कैल्प में लगाएं

2. रोज़मेरी ऑयल:

- रोज़मेरी एसेंशियल ऑयल को नारियल या बादाम तेल में मिलाकर लगाएं
- सप्ताह में दो बार मालिश करें

3. हेयर मास्क:

- रोज़मेरी पाउडर + एलोवेरा जेल मिलाकर स्कैल्प में लगाएं
- बालों की गहराई से सफाई व पोषण

मेरा अनुभव (Dr. Mukesh Aggarwal's Experience):

"VHCA में रोज़मेरी ऑयल को जब हम बाल झड़ने के advanced केस में उपयोग करते हैं, तो लगभग 70% रोगियों में एक महीने में ही सकारात्मक असर दिखाई देता है। यह स्कैल्प को जागृत करता है, और बालों की पुनरुद्धार शक्ति को बढ़ाता है।"

लैवेंडर

- वैज्ञानिक नाम: Lavandula angustifolia
- सामान्य नाम: लैवेंडर
- उपयोगी भाग: फूल, लैवेंडर एसेंशियल ऑयल

मुख्य घटक (Ingredients):

- लिनालूल (Linalool)
- लिनालिल एसीटेट (Linalyl Acetate)
- टैनिन
- फ्लावोनॉयड्स
- एंटीसेप्टिक और एंटी-इंफ्लेमेटरी एजेंट्स

श्लोक

"लवेंड्रं शीतलं सौम्यं,
गंधयुक्तं मनोहरं।
केशान् पोषयते सम्यक्,
स्निग्धत्वं दीप्तिमेव च॥"

आयुर्वेदिक उपयोग (Ayurvedic Uses):

- तंत्रिका शांति हेतु
- नींद में सुधार हेतु
- त्वचा रोगों में लाभकारी
- तनाव और सिरदर्द में उपयोगी

बालों में लाभ (Benefits for Hair):

- बालों की ग्रोथ को बढ़ाता है
- डैंड्रफ और स्कैल्प इंफेक्शन को कम करता है
- स्कैल्प की सूजन और खुजली से राहत

- बालों को कोमल और चमकदार बनाता है
- बालों को सुगंधित और तनावमुक्त बनाता है

उपयोग विधियाँ (How to Use):

1. लैवेंडर ऑयल मालिश:

- 2-3 बूँद लैवेंडर एसेंशियल ऑयल को नारियल या बादाम तेल में मिलाकर स्कैल्प में मालिश करें
- सप्ताह में 2 बार लगाएं

2. हेयर मिस्ट / स्प्रे:

- उबले पानी में 5-6 लैवेंडर फूल डालें
- ठंडा करके छान लें और स्प्रे की तरह इस्तेमाल करें

3. हेयर मास्क:

- एलोवेरा जेल + लैवेंडर ऑयल मिलाकर लगाएं
- तनाव भी कम होगा, बाल भी मजबूत होंगे

अन्य सुझाव (Other Tips):

- रात को लैवेंडर ऑयल की हल्की मालिश नींद को बेहतर बनाती है
- यह तेल बालों के साथ-साथ दिमाग को भी शांति देता है
- स्कैल्प की एलर्जी और खुजली में बहुत प्रभावी

मेरा अनुभव (Dr. Mukesh Aggarwal's Experience):

"जब भी कोई मरीज अत्यधिक तनाव, नींद की कमी और बाल झड़ने की शिकायत करता है, हम VHCA में लैवेंडर ऑयल को उसकी दिनचर्या में शामिल करने की सलाह देते हैं। यह न केवल बालों के लिए बल्कि उसके पूरे मनोबल के लिए भी चमत्कारी असर करता है।"

भाग 5

जड़ों को मज़बूत करने वाली जड़ी-बूटियाँ

तिल

- वैज्ञानिक नाम: Sesamum indicum
- सामान्य नाम: तिल (Sesame)
- उपयोगी भाग: बीज और तिल का तेल

मुख्य घटक (Ingredients):

- सेसामोल (Sesamol)
- सेसामिन (Sesamin)
- ओमेगा-3 और ओमेगा-6 फैटी एसिड्स
- विटामिन E, B कॉम्प्लेक्स
- जिंक, कैल्शियम, फास्फोरस, लोहा

श्लोक

"तिलं बलं करोत्येव, केशानां मूलसंस्थितम्।
कर्श्यं विहाय पुष्टिं यच्छेत्, वर्णं दीप्तिं च धारयेत्॥"

आयुर्वेदिक उपयोग (Ayurvedic Uses):

- वात शामक और बल्य
- अस्थि और स्नायु मज़बूती हेतु
- त्वचा व केश संधान हेतु
- औषधीय तेल निर्माण में प्रमुख

बालों में लाभ (Benefits for Hair):

- जड़ों को मज़बूत करता है
- असमय बाल झड़ने को रोकता है
- स्कैल्प को पोषण देता है
- रक्त संचार बढ़ाता है
- सूजन और डैंड्रफ को शांत करता है
- बालों में प्राकृतिक चमक लाता है

उपयोग विधियाँ (How to Use):

1. तिल का तेल सिर पर मालिश:

- हल्का गर्म करके रात को स्कैल्प पर लगाएं
- सुबह शैंपू से धो लें

सप्ताह में 2 बार उपयोग करें

2. हेयर मास्क:

- तिल का तेल + आंवला पाउडर मिलाकर जड़ों में लगाएं
- 1 घंटे बाद धो लें

3. आहार में शामिल करें:

- काले तिल का सेवन बालों और हड्डियों के लिए लाभकारी है

अन्य सुझाव (Other Tips):

- तिल के तेल से नियमित मालिश करने से सिरदर्द और अनिद्रा में भी राहत मिलती है
- तिल का तेल सफेद होते बालों को रोकने में सहायक माना गया है
- यह हर प्रकार की स्कैल्प टाइप के लिए अनुकूल है

मेरा अनुभव (Dr. Mukesh Aggarwal's Experience):

"VHCA Hair Clinic में हम तिल को एक आधारभूत जड़ी-बूटी मानते हैं — विशेष रूप से उन मरीजों के लिए जो बालों की जड़ों से संबंधित समस्याओं से जूझ रहे हैं। इसके नियमित उपयोग से हमने असाधारण परिणाम देखे हैं, विशेषकर बालों की ग्रोथ और मजबूती में।"

अरंडी

- वैज्ञानिक नाम: Ricinus communis
- सामान्य नाम: अरंडी, कैस्टर
- उपयोगी भाग: बीज (Castor Seeds) व उससे निकला हुआ तेल

मुख्य घटक (Ingredients):

- राइसिनोलेइक एसिड (Ricinoleic Acid)
- ओमेगा-9 फैटी एसिड
- विटामिन E
- प्रोटीन, मिनरल्स
- एंटीऑक्सीडेंट्स

श्लोक
"अरंडी तैलं मूलानां बलदं दीपनं शुभम्।
शीतलं तं सुखं यच्च, केशपतनं न जायते॥"

आयुर्वेदिक उपयोग (Ayurvedic Uses):

- वात और पित्त नाशक
- बलवर्धक व सौम्य विरेचक
- त्वचा, जोड़ों और केश संबंधी रोगों में उपयोगी

बालों में लाभ (Benefits for Hair):

- बालों की जड़ों में रक्त संचार बढ़ाता है
- बालों की ग्रोथ को तेज करता है
- दोमुंहे बालों को कम करता है
- रूखे और बेजान बालों को मुलायम बनाता है
- डैंड्रफ और स्कैल्प इंफेक्शन में राहत देता है
- जड़ों को मज़बूती प्रदान करता है

उपयोग विधियाँ (How to Use):

1. सीधा तेल मालिश (Direct Massage):

- थोड़ी मात्रा में गुनगुना करके स्कैल्प पर लगाएं
- उंगलियों से 5-10 मिनट तक मसाज करें
- 2-3 घंटे बाद माइल्ड शैंपू से धो लें

2. मिक्सिंग फॉर्मूला:

- अरंडी तेल + नारियल तेल + जैतून तेल (1:1:1) मिलाकर लगाएं
- रातभर रखें और सुबह धो लें

3. हेयर मास्क:

- अरंडी तेल + अंडा + एलोवेरा जेल = घना हेयर मास्क

अन्य सुझाव (Other Tips):

- भारी तेल होने के कारण इसे किसी हल्के तेल के साथ मिलाना बेहतर होता है
- सप्ताह में 1-2 बार इसका उपयोग पर्याप्त है
- अत्यधिक मात्रा बालों को चिपचिपा बना सकती है, संतुलन आवश्यक है

मेरा अनुभव (Dr. Mukesh Aggarwal's Experience):

"VHCA Hair Clinic में अरंडी तेल का उपयोग हमने विशेष रूप से हेयर रीजेनरेशन थेरेपी में किया है। बालों की जड़ों को मज़बूत करने में और जिन केस में बाल बहुत पतले या गिर रहे हैं — वहाँ इसने बेहतरीन परिणाम दिए हैं।"

अरण्ड मूल

- वैज्ञानिक नाम: Ricinus communis (Root)
- सामान्य नाम: अरण्ड की जड़, अरंडी की जड़, Castor Root
- उपयोगी भाग: जड़ (Root)

मुख्य घटक (Ingredients):

- राइसिन (Ricin)
- फ्लावोनॉयड्स
- टैनिन्स
- स्टेरोल्स

- विटामिन C और कुछ आवश्यक तेल

श्लोक

"अरण्डमूलं बलदं, केशानां मूलवर्धनम्।
कण्डूदोषहरं चैव, स्निग्धं च रोमपुष्टिदम्॥"

आयुर्वेदिक उपयोग (Ayurvedic Uses):

- वात दोष नाशक
- संधि और स्नायु रोगों में लाभकारी
- त्वचा और बालों के रोगों में विशेष उपयोगी
- सूजन व जड़ की दुर्बलता में हितकारी

बालों में लाभ (Benefits for Hair):

- बालों की जड़ों को भीतर से ताकत देता है
- बालों का झड़ना कम करता है
- स्कैल्प की सूजन व खुजली को शांत करता है
- बालों की ग्रोथ को प्रोत्साहित करता है
- हेयर फॉलिकल्स को रीजेनरेट करता है

उपयोग विधियाँ (How to Use):

1. अरण्ड मूल का काढ़ा:

अरण्ड की सूखी जड़ को कूटकर 1 चम्मच लें

2 कप पानी में उबालें, जब आधा रह जाए तो छान लें

इस काढ़े से स्कैल्प की धीरे-धीरे मालिश करें

2. अरण्ड मूल पाउडर:

- जड़ को सुखाकर चूर्ण बनाएं
- इसे नारियल तेल में डालकर हल्का गर्म करें
- ठंडा होने पर छानकर इस तेल से बालों की मालिश करें

3. हेयर मास्क:

- अरण्ड मूल पाउडर + एलोवेरा + भृंगराज तेल मिलाकर मास्क बनाएं
- स्कैल्प पर लगाएं और 30 मिनट बाद धो लें
- अन्य सुझाव (Other Tips):
- सप्ताह में 1-2 बार इसका प्रयोग बालों की जड़ों को पोषण देने के लिए पर्याप्त है
- जड़ को अधिक मात्रा में ना लें, संतुलित मात्रा में ही उपयोग करें
- संवेदनशील त्वचा पर प्रयोग से पहले पैच टेस्ट ज़रूरी है

मेरा अनुभव (Dr. Mukesh Aggarwal's Experience):

"हमने VHCA Hair Clinic में जड़ों की दुर्बलता वाले केस में अरण्ड मूल के तेल और क्वाथ का उपयोग किया है। विशेषकर Alopecia Areata जैसी स्थितियों में इसके अच्छे परिणाम मिले हैं। स्कैल्प की सूजन व डैंड्रफ में भी यह प्रभावी रहा।"

कद्दू के बीज

- वैज्ञानिक नाम: Cucurbita pepo
- सामान्य नाम: कद्दू के बीज, Pumpkin Seeds
- उपयोगी भाग: बीज (Seeds)

मुख्य घटक (Ingredients):

- ज़िंक
- आयरन
- ओमेगा-3 और ओमेगा-6 फैटी एसिड्स
- मैग्नीशियम
- प्रोटीन
- विटामिन E और K
- सिटोस्टेरॉल (DHT Blocker)

श्लोक

"बीजं कूष्माण्डसं ख्यातं, बालकर्षण निवारणम्।
तैलयुक्तं शीतलं च, मूलवृद्धिकरं परम्॥"

आयुर्वेदिक उपयोग (Ayurvedic Uses):

- शरीर को बलवर्धक बनाना
- वीर्यवृद्धि और स्नायु शक्ति में सहायक
- पाचन शक्ति व प्रतिरोधक क्षमता को बढ़ाना
- मूत्र विकारों में उपयोगी

बालों में लाभ (Benefits for Hair):

- बालों की जड़ों को मज़बूत करता है
- हेयर फॉल को रोकता है (DHT Blocker के कारण)
- स्कैल्प में ब्लड सर्कुलेशन बढ़ाता है
- बालों की ग्रोथ और मोटाई बढ़ाता है

- ड्राई स्कैल्प और डैंड्रफ में भी सहायक

उपयोग विधियाँ (How to Use):

1. बीजों का पाउडर: कद्दू के बीज को सुखाकर पीस लें चम्मच पाउडर को स्मूदी या गर्म दूध में मिलाकर रोज़ लें

2. बीजों का तेल: Pumpkin Seed Oil को स्कैल्प में हल्के हाथों से मालिश करें रातभर छोड़ दें और सुबह शैम्पू करें

3. हेयर मास्क: Pumpkin Seed Powder + दही + एलोवेरा मिलाकर मास्क बनाएं स्कैल्प पर लगाएं और 20-30 मिनट बाद धो लें

अन्य सुझाव (Other Tips):

- रोज़ाना 1 चम्मच बीज या 10-15 भुने हुए बीज खाने से बालों में फर्क दिखता है
- तेल को हफ्ते में 2 बार स्कैल्प पर लगाएं
- इसे आहार में शामिल करने से इम्युनिटी भी बेहतर होती है

मेरा अनुभव (Dr. Mukesh Aggarwal's Experience):

"हमने VHCA Hair Clinic में कई पुरुषों में Androgenic Alopecia के केस में Pumpkin Seed Oil का उपयोग करवाया है। इसके DHT-blocking गुणों के कारण बाल झड़ना धीमा हुआ और नये बालों की ग्रोथ को प्रोत्साहन मिला।"

अलसी

- वैज्ञानिक नाम: Linum usitatissimum
- सामान्य नाम: अलसी, Flaxseed
- उपयोगी भाग: बीज (Seeds)

मुख्य घटक (Ingredients):

- ओमेगा-3 फैटी एसिड (ALA)
- लिग्नैन (Lignans – antioxidants)
- प्रोटीन
- फाइबर
- विटामिन B1, B6
- मैग्नीशियम, जिंक
- फेरूलिक एसिड

श्लोक

"अलसी बीजं बलकरं, रोमपात निवारणम्।
स्निग्धं तैलं जनयति, कलेवरं शीतलं च॥"

आयुर्वेदिक उपयोग (Ayurvedic Uses):

- वात और कफ दोष का शमन
- शरीर में स्निग्धता लाना
- त्वचा और बालों के लिए पोषण
- आंतरिक सूजन को कम करना
- पाचन में सुधार

बालों में लाभ (Benefits for Hair):

- बालों की जड़ों को पोषण देता है
- हेयर फॉल को कम करता है
- स्कैल्प को हाइड्रेट करता है
- बालों में चमक लाता है
- डैंड्रफ और खुजली को घटाता है

- बालों की ग्रोथ को तेज करता है

उपयोग विधियाँ (How to Use):

1. अलसी जल (Flaxseed Gel):
- 2 कप पानी में 2 चम्मच अलसी बीज उबालें
- ठंडा करके छान लें – जेल तैयार
- इस जेल को हेयर स्टाइलिंग और स्कैल्प ट्रीटमेंट दोनों में इस्तेमाल करें

2. अलसी तेल:

- स्कैल्प में हल्के हाथों से अलसी तेल से मालिश करें
- रातभर छोड़ दें और सुबह धो लें

3. आहार के रूप में:

- रोज़ 1 चम्मच पिसी हुई अलसी दही, छाछ, या गर्म पानी के साथ लें
- स्मूदी या सलाद में मिलाकर भी खा सकते हैं

अन्य सुझाव (Other Tips):

- अलसी का सेवन त्वचा और हॉर्मोन बैलेंस के लिए भी लाभकारी है
- बालों की रूखापन और फ्रिज़ को कम करने में फ्लैक्स जेल बहुत उपयोगी है
- इसे शैंपू और कंडीशनर में मिलाकर भी इस्तेमाल किया जा सकता है

मेरा अनुभव (Dr. Mukesh Aggarwal's Experience):

"अलसी एक underrated superfood है। VHCA Hair Clinic में जब हमने अलसी जेल और तेल का संयोजन कुछ महिला रोगियों को दिया, तो बालों की नमी और चमक में उल्लेखनीय सुधार देखा गया। इसका नियमित सेवन भी बालों को भीतर से मज़बूत करता है।"

खजूर बीज

- वैज्ञानिक नाम: Phoenix dactylifera
- सामान्य नाम: खजूर बीज, Date Seed, Chuhara Beej
- उपयोगी भाग: बीज (सूखे बीज का चूर्ण)

मुख्य घटक (Ingredients):

- प्रोटीन
- फाइबर
- फैटी एसिड (ओलिक, लॉरिक)
- आयरन, जिंक, कॉपर
- विटामिन B-कॉम्प्लेक्स
- पॉलिफेनोल्स (Antioxidants)
- फ्लावोनॉयड्स

श्लोक

"बीजं खजूरस्य शक्तिदं, केश मूलं दृढं कुरुते।
रूक्षता हरति शीघ्रं, केशाय दीप्तिं प्रयच्छति॥"

आयुर्वेदिक उपयोग (Ayurvedic Uses):

कमजोरी, थकावट और बाल झड़ने की समस्या में
रक्तवर्धक और ऊर्जा वर्धक
बालों और त्वचा के सौंदर्य हेतु
पुरुषों में वीर्यवृद्धि हेतु भी मान्य

बालों में लाभ (Benefits for Hair):

- बालों की जड़ों को पोषण देता है
- स्कैल्प को टॉनिक की तरह काम करता है
- असमय बाल झड़ने की समस्या में उपयोगी
- बालों को घना और मजबूत बनाने में सहायक

- Antioxidant गुणों से बालों को फ्री रेडिकल्स से बचाता है

उपयोग विधियाँ (How to Use):

1. खजूर बीज का चूर्ण:

- बीजों को सुखाकर भूनें, फिर पीसकर पाउडर बनाएं
- 1 चम्मच चूर्ण को नारियल तेल में मिलाकर स्कैल्प पर लगाएं
- 30 मिनट बाद धो लें – हफ्ते में 2 बार

2. हेयर मास्क:

- खजूर बीज पाउडर + आंवला पाउडर + दही
- पेस्ट बनाकर बालों और स्कैल्प में लगाएं
- 45 मिनट बाद धो लें

3. आहार रूप में:

- आधा चम्मच पाउडर गर्म दूध या शहद के साथ रात में लें

अन्य सुझाव (Other Tips):

- बालों के साथ-साथ यह पाचन, त्वचा, और थकावट दूर करने में भी मददगार
- बाजार में मिल रहे Date Seed Powder का शुद्धता देख कर ही उपयोग करें
- DIY हेयर ऑयल बनाते समय इसका पाउडर मिलाया जा सकता है

मेरा अनुभव (Dr. Mukesh Aggarwal's Experience):

"Date Seed Powder को हम VHCA Hair Clinic में आयुर्वेदिक हेयर टॉनिक की तरह देखते हैं। कुछ केस स्टडीज़ में, जब इसे ब्राह्मी और आंवला के साथ मिलाकर दिया गया, तो बालों की मोटाई और स्कैल्प की पकड़ में शानदार परिणाम देखने को मिले।"

मंडूकपर्णी

- वैज्ञानिक नाम: Centella asiatica
- सामान्य नाम: मंडूकपर्णी, ब्राह्मी (कुछ क्षेत्रों में), Gotu Kola
- उपयोगी भाग: पत्तियाँ, तना

मुख्य घटक (Ingredients):

- ट्राईटर्पेनॉयड सैपोनिन (Asiaticoside, Madecassoside)
- फ्लावोनॉयड्स
- विटामिन A, C, B1, B2
- मैग्नीशियम, कैल्शियम, आयरन
- अल्कलॉइड्स व टैनिन

श्लोक

"मंडूकपर्णी स्मृतिदा, केशे बलं प्रयच्छति।
निद्रालाभं च यच्छंति, मूले केशं स्थिरीकरोति॥"

आयुर्वेदिक उपयोग (Ayurvedic Uses):

- मानसिक शांति और स्मरण शक्ति वर्धन
- तनाव व अनिद्रा में लाभकारी
- रक्त संचार सुधारने वाला
- त्वचा व केशों को पोषण देने वाला
- चर्म रोगों और सिरदर्द में उपयोगी

बालों में लाभ (Benefits for Hair):

- स्कैल्प में रक्त संचार बढ़ाकर जड़ों को मज़बूत करता है
- तनाव व चिंता से जुड़े बाल झड़ने को कम करता है
- बालों की ग्रोथ को प्राकृतिक रूप से प्रोत्साहित करता है
- डैंड्रफ और खुजली से राहत दिलाता है
- बालों को अंदर से पोषण और ठंडक देता है

उपयोग विधियाँ (How to Use):

1. मंडूकपर्णी हेयर ऑयल:

- मंडूकपर्णी की पत्तियों को नारियल तेल में पकाएं
- ठंडा होने पर छानकर स्कैल्प में मालिश करें
- सप्ताह में 2 बार करें उपयोग

2. मंडूकपर्णी जूस:

- 10-15 पत्तियाँ लें, पानी के साथ पीसें
- सुबह खाली पेट आधा कप सेवन करें (तनाव और बाल झड़ने में उपयोगी)

3. हेयर मास्क:

- मंडूकपर्णी पेस्ट + एलोवेरा जेल
- स्कैल्प पर लगाकर 30-40 मिनट छोड़ें
- सामान्य पानी से धो लें

अन्य सुझाव (Other Tips):

- मेडिटेशन या योग के साथ इसका सेवन बालों की ग्रोथ के लिए आदर्श है
- याददाश्त बढ़ाने और बालों को भीतर से शक्ति देने के लिए नियमित सेवन करें
- मंडूकपर्णी पाउडर बाजार में भी उपलब्ध है – गर्म दूध या शहद के साथ लें

मेरा अनुभव (Dr. Mukesh Aggarwal's Experience):

"मंडूकपर्णी न सिर्फ बालों को मजबूत करती है, बल्कि मानसिक तनाव और नींद की कमी से होने वाले बाल झड़ने को भी रोकती है। VHCA Hair Clinic में हमने इसे अनेक केसों में ब्राह्मी व अश्वगंधा के साथ संयोजन में प्रयोग कर अच्छे परिणाम पाए हैं।"

सेज

- वैज्ञानिक नाम: Salvia officinalis
- सामान्य नाम: सेज, सफेद तुलसी
- उपयोगी भाग: पत्तियाँ, तेल

मुख्य घटक (Ingredients):

- सैल्वियोल, थुजोने, कैम्फर
- फ्लावोनॉयड्स
- टैनिन्स
- विटामिन K, B6
- आयरन, कैल्शियम, मैग्नीशियम
- श्लोक

"सेजः पुष्टिकरी कांति, मूले बलं प्रजायते।
केशच्छाया प्रदायिनी, स्काल्पदोष विनाशिनी॥"

आयुर्वेदिक उपयोग (Ayurvedic Uses):

- त्वचा संक्रमण, स्किन टॉनिक
- डैंड्रफ और स्कैल्प इन्फेक्शन में लाभकारी
- रक्त शोधक
- एंटीऑक्सिडेंट और एंटीसेप्टिक गुणों से युक्त
- मस्तिष्क को उत्तेजित और सक्रिय बनाता है

बालों में लाभ (Benefits for Hair):

- स्कैल्प की गहराई से सफाई करता है
- बालों की जड़ों को मज़बूत करता है
- डैंड्रफ, खुजली और फंगल संक्रमण को रोकता है
- सफेद बालों को धीरे-धीरे रंग देने में सहायक
- बालों में चमक और घनत्व लाता है

उपयोग विधियाँ (How to Use):

1. सेज टी हेयर रिंस:
- 1 टेबलस्पून सूखी सेज पत्तियाँ 1 कप पानी में उबालें
- ठंडा करके बाल धोने के बाद अंतिम रिंस के रूप में प्रयोग करें

2. सेज ऑयल:

- सेज आवश्यक तेल को किसी कैरियर ऑयल (जैसे नारियल या जोजोबा) में मिलाकर स्कैल्प में मालिश करें
- सप्ताह में 2 बार करें उपयोग

3. हेयर पैक:

- सेज पाउडर + मेथी पाउडर + एलोवेरा जेल
- पेस्ट बनाकर स्कैल्प पर 30 मिनट तक लगाएं, फिर धो लें

अन्य सुझाव (Other Tips):

- सेज टी बालों की ग्रोथ बढ़ाने के साथ-साथ मन को भी शांत करती है
- बालों के सफेद होने की प्रक्रिया को धीमा करने में कारगर
- यह बालों को प्राकृतिक रूप से रंग देने वाला हर्ब भी माना जाता है

मेरा अनुभव (Dr. Mukesh Aggarwal's Experience):

"सेज उन दुर्लभ विदेशी औषधियों में से है जो बालों को मजबूत करने के साथ-साथ डैंड्रफ व स्किन इंफेक्शन को जड़ से समाप्त करती है। VHCA के विशेष स्कैल्प केयर प्रोटोकॉल में इसका उपयोग अत्यंत प्रभावशाली रहा है।"

ग्रीन टी

- वैज्ञानिक नाम: Camellia sinensis
- सामान्य नाम: ग्रीन टी, हरित चाय
- उपयोगी भाग: सूखी पत्तियाँ, अर्क (extract), टी बैग्स

मुख्य घटक (Ingredients):

- कैटेचिन्स (Catechins)
- पॉलिफेनॉल्स
- विटामिन B2, B3, E
- थियोफिलाइन
- फ्लोराइड और एंटीऑक्सिडेंट्स

श्लोक

"ग्रीणतया तु चायाया, केशानां रक्षणं सदा।
शोधयेत् रोमकूपानि, दीप्तिम् यच्छति शीलवत्॥"

आयुर्वेदिक उपयोग (Ayurvedic Uses):

- शरीर को शुद्ध करने वाला
- त्वचा और बालों के लिए टॉनिक
- मानसिक शांति और एकाग्रता को बढ़ाने वाला
- मेटाबोलिज़्म को बढ़ावा देने वाला
- रक्तसंचार में सुधार

बालों में लाभ (Benefits for Hair):

- हेयर फॉल को कम करता है
- बालों की जड़ों को ऑक्सीडेटिव स्ट्रेस से बचाता है
- रोमकूपों को खोलकर ग्रोथ बढ़ाता है
- स्कैल्प को शांत करता है
- बालों में प्राकृतिक चमक लाता है

उपयोग विधियाँ (How to Use):

1. ग्रीन टी हेयर रिंस:
- 2-3 टी बैग्स को 2 कप गर्म पानी में डालें
- 30 मिनट बाद छानकर ठंडा करें
- शैंपू के बाद अंतिम रिंस के रूप में प्रयोग करें

2. ग्रीन टी हेयर स्प्रे:

- ग्रीन टी पानी को स्प्रे बोतल में भरें
- रोज़ स्कैल्प पर छिड़कें, बिना धोए भी छोड़ सकते हैं

3. हेयर मास्क:

- ग्रीन टी पाउडर + एलोवेरा जेल + गुलाब जल
- स्कैल्प पर लगाकर 30 मिनट के लिए छोड़ दें

अन्य सुझाव (Other Tips):

- ग्रीन टी का सेवन भी बालों के स्वास्थ्य को बढ़ावा देता है
- डैंड्रफ से बचाव में सहायक
- स्कैल्प की सूजन और एलर्जी को शांत करता है

मेरा अनुभव (Dr. Mukesh Aggarwal's Experience):

"हम VHCA में ग्रीन टी को एक अत्यंत प्रभावशाली एंटीऑक्सिडेंट मानते हैं, जो बालों के झड़ने को कम करने के साथ-साथ स्कैल्प को पुनर्जीवित करता है। हमारे कई केश उपचारों में इसका समावेश है।"

बादाम

- वैज्ञानिक नाम: Prunus dulcis
- सामान्य नाम: बादाम
- उपयोगी भाग: बीज (गिरी), तेल (Almond Oil)

मुख्य घटक (Ingredients):

- विटामिन E, B7 (बायोटिन)
- ओमेगा-3 फैटी एसिड
- प्रोटीन
- जिंक और आयरन
- मैग्नीशियम

श्लोक

"बादामं बलवर्द्धनं, केशेभ्यः जीवनं शुभम्।
स्नेहयुक्तं मधुरं चैव, धारणीयं सदाऽनिशम्॥"

आयुर्वेदिक उपयोग (Ayurvedic Uses):

- वाजीकरण (ऊर्जा वर्धक)
- मन और मस्तिष्क की शक्ति बढ़ाना
- त्वचा व केशों को पोषण देना
- वात-पित्त संतुलन में सहायक
- बालों को समय से पहले सफेद होने से रोकना

बालों में लाभ (Benefits for Hair):

- बालों की जड़ों को गहराई से पोषण देता है
- बालों को मज़बूत, घना और चमकदार बनाता है
- स्प्लिट एंड्स और फ्रिज़ी बालों को कम करता है
- बालों की ग्रोथ में सहायक
- स्कैल्प की सूखापन और खुजली को कम करता है

उपयोग विधियाँ (How to Use):

1. बादाम तेल मालिश:

- सप्ताह में 2-3 बार गर्म बादाम तेल से जड़ों में मालिश करें
- रातभर रखें और सुबह माइल्ड शैम्पू से धो लें

2. हेयर मास्क:

- बादाम तेल + शहद + दही मिलाकर स्कैल्प पर लगाएं
- 30-40 मिनट बाद धो लें

3. बादाम दूध सेवन:

- रोज़ सुबह 4-5 भीगे हुए बादाम खाएं या बादाम दूध पिएं
- अन्य सुझाव (Other Tips):
- बादाम तेल को नारियल या अरंडी तेल के साथ मिलाकर उपयोग करें
- बच्चों की हेयर ग्रोथ के लिए भी उपयुक्त
- बायोटिन युक्त बादाम हेयर फॉल को रोकता है

मेरा अनुभव (Dr. Mukesh Aggarwal's Experience):

"बादाम तेल VHCA की कई हेयर थेरेपीज़ का मूल हिस्सा है। इसके पोषणतत्व जड़ों को पुनर्जीवित करते हैं और लंबे समय तक स्वस्थ बालों की नींव रखते हैं।"